前沿科技 科普系列

第三层大脑

脑机接口破解人类进化密码

孙瑜 ◎ 编著

电子工业出版社
Publishing House of Electronics Industry
北京·BEIJING

图书在版编目（CIP）数据

第三层大脑：脑机接口破解人类进化密码 / 孙瑜编著. —北京：电子工业出版社，2022.7
（前沿科技. 科普系列）
ISBN 978-7-121-43665-9

Ⅰ.①第… Ⅱ.①孙… Ⅲ.①脑科学－人-机系统－普及读物 Ⅳ.①R338.2-49②R318.04-49

中国版本图书馆CIP数据核字（2022）第093418号

责任编辑：牛平月
印　　刷：北京东方宝隆印刷有限公司
装　　订：北京东方宝隆印刷有限公司
出版发行：电子工业出版社
　　　　　北京市海淀区万寿路173信箱　邮编　100036
开　　本：720×1 000　1/16　印张：15　字数：240千字
版　　次：2022年7月第1版
印　　次：2022年7月第1次印刷
定　　价：88.00元

凡所购买电子工业出版社图书有缺损问题，请向购买书店调换。若书店售缺，请与本
社发行部联系，联系及邮购电话：（010）88254888，88258888。

质量投诉请发邮件至zlts@phei.com.cn，盗版侵权举报请发邮件至dbqq@phei.com.cn。

本书咨询联系方式：（010）88254454，niupy@phei.com.cn。

序言：脑机接口终于来了

在我们身处的这个21世纪20年代，我们将有可能见证一些一百年来最伟大的日常生活科技进步。

自来水、抽水马桶、家用浴室、暖气、电梯和电话这些东西早在19世纪末就已经在欧美发达国家和地区普及了。电视机和电视台是20世纪20年代出现的，无线电广播、电冰箱、洗衣机和家用轿车也是从20世纪20年代开始进入千家万户的。有了这些东西，你的现代化生活还差些啥呢？

令人感慨的是1930年以后，现代化生活并没有实质性的进步。是，你现在可以用电脑办公、用手机娱乐和叫车——但是，打字、通信、读书看报、隔空聊天、看电影、看电视、叫车、叫外卖，所有这些事情以前的人也都能做，而且因为会更多地跟真人接触，也许过去体验更好。后来的那些进步主要是信息传输方式的进步，能让这些事情做起来更方便，但是如果你以前就生活在富裕地区而且不差钱，你的生活实质上并没有受到剧烈影响。

现在不同了，新的时代来了。以目前的趋势而论，因为人工智能、材料科学、3D打印和电池等基础技术的日渐成熟和横向融合，我们将很快看到一些能真的改变日常生活方式的新科技，包括机器人、飞行汽车、人造器官和能治愈癌症甚至延长寿命的医药，等等。而孙瑜博士在本书中所讲的脑机接口，就是这种级别的科技。

直至今日，科学家仍然不敢说理解大脑，但是脑科学在过去几十年内有了天翻地覆的进步。现在我们对大脑的认识，我们对脑机接口技术的期待，可以用一句话概括：

大脑是被关在笼子里的，它应该走出来。

自然状态下，人类大脑的潜能并没有充分发挥出来。民间流行的一个说法是"大脑潜能只发挥出来了10%"，说90%的大脑区域没有被利用到，这个说法其实是错误的。事实上，每个大脑区域都参与了我们的日常事务，科学家们非常了解哪个区域在干什么，大脑里面并没有什么离奇到不可思议的未知区域。但是大脑的能力发挥确实受到了限制，这个限制不是大脑本身，而是它的输入和输出。

自然状态下的大脑是靠眼睛（视觉）、耳朵（听觉）、鼻子（嗅觉）、舌头（味觉）和皮肤（触觉）输入信息的。大脑向外传递信息都是通过指挥身体去做一些动作完成的，是用身体器官和语音输出的。但是这些"设备"的传输速度太低了，大脑有能力处理更快的输入和输出，只要我们给它一定的训练。

比如在人类文明出现之前，没有文字的时代，人们只能通过声音和肢体语言交流信息，信号非常粗糙，只能表达比较简单的意思。有了文字，人们可以通过快速阅读一篇文章而立即掌握很多信息，信息输入的速度和精确度都大大提高了。研究表明，学习读写会在大脑中留下永久的痕迹，一部分脑区被专门用于读写功能，但读写能力并不是天生的，是后天训练出来的，而训练可以改变大脑。

一个受过多年教育的人，他的大脑，比他不识字的父辈的大脑，要厉害得多。信息输入升级，大脑也会升级。同样的道理，现在有很多人用两倍速甚至三倍速的速度播放音频和视频节目，他们发现一旦适应了之后就感到非常自然，并不耽误理解和记忆，而且他们似乎再也受不了人正常说话的速度了。你想给他们讲课，也许最好的办法是把课程录音、录像再让他们变速播放。新一代人的信息处理速度将至少是上一代人的两倍。所以大脑是个特别善于自我升级的信息处理"设备"，它的主要瓶颈就是输入和输出。

如果我们能给大脑提供声音、图像和文字之外的信息，如果我们能直接读取大脑神经元的电信号，如果我们可以直接刺激大脑神经网络，那又会是什么样的情景？如果大脑能随时随地迅速调取任何信息，它会怎样思考？如果大脑能跟计算机合二为一，它会爆发什么样的新能力？

我们现在已经知道，大脑的很多想法、感受、意图都是不能用语言表达的。抑郁到底是一种什么样的感觉？灵光一现到底是一种什么样的情绪？没生过孩子的人不能精确理解母爱到底是什么样的爱，正如男性无法体验女性的性高潮是什么感觉。我们的口和手，我们的原始输入、输出设备限制了我们传递这些信息的能力。如果我们能通过一种设备直接把两个大脑连接在一起，让他们真正"心意相通"，那将会是什么样的情景？

这就是"脑机接口"技术正在做的事情。脑机接口能让电子设备直接跟大脑对话，分为"非侵入式"和"侵入式"两种。非侵入式脑机接口是让人佩戴头盔或者在额头贴个什么东西，或者用远程监测的方法读取脑电波之类的信号，这种方式风险小，容易普及。侵入式接口则要在头盖骨上钻孔，相当于"微创"开颅手术，把小电极直接插入到大脑的特定部位。这听起来似乎难度很高、代价很大，但对于一些特定病人来说，这是值得的。

孙瑜博士在书中讲到，脑机接口技术可以在四个层次上改变人类大脑和我们的生活。

首先是"修复"，通过让机器跟大脑对话，对身体的一些器官机能形成替代。以前残疾人用的假肢是机械的，现在科学家已经能让大脑在一定程度上像指挥我们的四肢一样去指挥一个假肢。这种技术的了不起之处在于它能快速精确地解读大脑的指令信号。

其次是"改善"，是对大脑本身做一些事情。科学家已经非常明确，抑郁症不仅仅是心理性的疾病，更是生理性的疾病，是大脑的"硬件"出了问题。传统的药物疗法效果一般，但是有实验证明可以用直接干预大脑的方式"取消"抑郁症状。比如说在大脑中植入一块小小的电信号板，刺激相关脑区。

第三层是"增强"，也就是让脑机接口给大脑赋能，实现功能升级。传说美军已经搞出了一种头盔装备，能大幅度提高士兵的注意力和射击准确度，还能让学习效率增加数倍。我们不知道美军上述装备的细节，但是我们知道确实有好几家公司在做这种装备的民用版。

第四层，则是让大脑和机器，甚至大脑和大脑建立深度连接，也就是"沟通"。早在 2015 年，就有人进行了实验——让三只猴子仅仅通过"脑—脑"连接而合作完成游戏任务，证明这件事是可行的。更深度的连接需要传递复杂而精准的信号，恐怕必须用"侵入式"方法，而且只往大脑中插入一个简单的电极无法满足需求，人们设想，最终我们会在大脑里植入一张网格。

所以现在事情已经变得非常严肃了，已经不再是"设想"了，而是各个层面都有人在做实质性研发了。很可能就在我们所处的时代，就会有很多原本健康的人主动给自己安装第三只手臂——因为他觉得三只手臂一起工作更得力。到时候我们可能会发现"人只有两只手"这件事儿是个不必要的设定。

再进一步，我们可能会认为，让大脑保持"纯天然"的、孤零零地身处头盖骨之中的状态，是不正常的。这就如同我们早就习惯了出远门时应该乘车一样—— 让大脑独自思考，就如同只用两条腿走几十公里，除非你是为了锻炼，否则不但没必要，而且不应该。

如果全世界人的大脑都被连接在了一起，一个人有什么念头马上就能让另一个人、让一大群人明白，世界将会是怎样的？那将是比"元宇宙""上传人生"更深刻的变革。

这是埃隆·马斯克正在做的事情，也是孙瑜正在做的事情。而这件事之所以以前做不了而现在能做了，是因为它需要相关的几项基础技术都达标才行。比如，你需要材料科学的支持，植入大脑的电极材料不能用一般的金属，孙瑜的方案是用石墨烯，而石墨烯是刚刚流行的新材料。再比如，怎么解读大脑那么复杂的信号？你需要人工智能的支撑。还有，要想全方位地监测大脑、让各种设备协调工作，你需要高水平的信息传递机制，而我们正好赶上了5G和万物互联的时代。

所以要想做到人机合一，必须让科技合一，而且还需要大量能综合运用这些新技术的人才。

但是，在我看来所有技术都不是最关键的，最关键的是我们对大脑的理解还远远不够。智能假肢我相信指日可待，但是像"上传记忆"这种事情究竟能不能实现，归根结底不是看技术条件是否允许，而是要看大脑本身是否允许，又或者其中有什么副作用是我们没想到的。据我所知，脑神经科学家和认知科学家还在疯狂努力研究之中，因为没有人敢保证，大脑允许你们那样摆弄……

而这正是科技探索的魅力所在。不知道最终能不能做成，但是先做起来再说——等知道能做成再做时就已经落后了。为什么不是由我们来告诉世界这件事能不能成呢！

万维钢

2022 年 3 月 1 日

脑机接口：硬科技皇冠上的明珠

什么是硬科技

我在美国生活了 17 年，绝大部分的时间都在从事科学研究。2019 年底，我们把硬科技脑机接口公司落地在国内。

我一直庆幸自己做了一个非常正确的回国创业的决定。我们的脑机接口公司发展得非常好，我们的团队集合了来自美国麻省理工学院、杜克大学、西北大学以及国内清华大学和浙江大学的优秀学子，也刚刚完成了数千万元的"天使轮"融资。

脑机接口技术不仅满足了我们对于新技术的巨大好奇心，同时也实实在在地对我们的社会、未来产业发展以及人类的生活，产生了巨大的影响。

为了解释清楚脑机接口的概念，我们先来聊聊什么是硬科技。

我从浙江大学高分子专业毕业后，在美国高分子专业排名第一的阿克隆大学攻读并拿到博士学位。我所在的课题组曾帮助美国航空航天局分析过"挑战者号"航天飞机的失事原因。1986 年，"挑战者号"航天飞机载了 7 名宇航员从地面升空，在上升的过程当中，因一个零部件的橡胶密封圈老化，造成机体发生漏气，最终导致爆炸，7 名宇航员为此丧生。白宫成立了调查委员会专门调查这个事情，我的副导师 Alan Gent 作为白宫调查委员会的成员之一参与了此事。Alam Gent 是橡胶领域国际上最顶尖的教授之一，所以我在读博士的时候也跟随导师从事橡胶撕裂性能方面的力学研究。

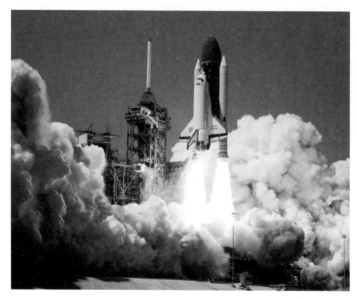

博士毕业之后，我在一家世界 500 强公司从事关于橡胶石墨烯复合纳米材料的研究，同时也成立了一家自己的科技咨询公司，主要从事硬科技方面的咨询。这些硬科技领域包括航空航天、脑机接口、小型医疗器械、新能源汽车、新材料等。那个时候我们也接待了大量来自国内的优秀企业家和投资人。

我们经常去美国"常青藤"院校、麻省理工学院和斯坦福大学的著名实验室，以及相关的专利办公室进行考察和访问。同时，我们也去拉斯维加斯的消费电子展（CES）参观全球先进的硬科技领域成果。在这个过程当中，我自己作为一名硬科技的从业者，对硬科技的理解，也达到了一个新的高度。在交流当中，我有幸认识了来自脑科学各个领域的一些优秀的科学家和工程师，他们分别从事计算神经科学、生物医学工程、神经生物学、AI 智能算法等领域的研究工作。与这些优秀的科学家之间的脑力碰撞，最终促使我们在 2018 年开始创立脑机接口公司，并在 2019 年落地国内。

更早的时候，对于硬科技的理解来源于 2016 年我在纽约跟北京大学国家发展研究院的周其仁老师、知名科技咨询家王煜全老师，还有其他几位来自华尔街以及一些名牌大学的科学家之间的脑力风暴。周其仁老师作为一个研究农业经济的学者，当时也跟我们一起谈论硬科技的发展，这一点让我很吃惊，也让我隐约感觉到我国的产业战略方向正在发生着翻天覆地的变化（因为我国的制造业在那个时候被西方世界描述成"劳动密集型低端制造业"的形象），所以从那一天之后，我开始对我们国家的宏观战略发展方向有了更加清晰的认识。我也有意识地把我自己之前所学的材料科学硬科技背景，跟我国的硬科技战略方向进行更多的融合，也就有了后来组建硬科技团队的初衷，让我们所做的事情跟整个大势更加紧密结合。

关于硬科技，就不得不聊到我国古代的四大发明。我们都知道，我国古代的四大发明是活字印刷术、火药、指南针还有造纸术。再来对比一下，2018年国内另外一个关于"新四大发明"的说法——高铁、网购、支付宝、共享单车。各位有没有发现这里面有什么本质区别呢？

古代的四大发明都是硬科技技术，而2018年所谓的"新四大发明"，只有高铁是硬科技创新，其他三个都是模式创新。这说明什么问题呢？下面来看看在过去2000年里，世界上重要国家和地区的GDP在世界总GDP中的占比情况。我国的GDP占比最多的时候，也就是硬科技，或者说我们古代的四大发明诞生的时候。我国的GDP在2003年的占比大概是10%到20%之间，而且处在快速上升的趋势中，所以现在的"新四大发明"已经开始有硬科技的成分。随着中国经济的崛起，硬科技在所有的发明创造里的占比会越来越高，这说明我们现在处在硬科技爆发的前夜，随着我国经济的大爆发，一定会迎来硬科技的大爆发。

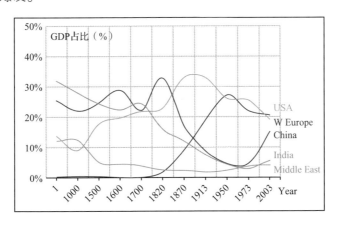

从上图也可以看到，美国GDP的占比呈现下降的态势，结合最近几年中美在硬科技方面的激烈竞争，不难理解美国为什么要千方百计地阻挠高新技术在中美之间的交流和沟通。但我认为这个趋势是不可逆转的，虽然美国在硬科技交流方面制造了各种各样的人为干扰因素，但科技本身是没有国界的，而且它会随着时间的推移而达到平衡，我国的硬科技技术也将慢慢崛起。

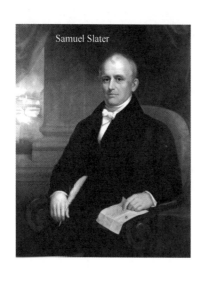

我再给大家举一个例子，在美国刚刚崛起的18世纪，英国有一个很有名的纺织工业家叫Samuel Slater。他为了能从英国来到美国，并把自己的技术带过来，不得不乔装打扮成农场雇工的形象，偷偷横渡大西洋来到美国。来美国之后，他在罗德岛州的一个镇上雇佣了当地的大量工人，促进美国的工业，特别是美国的纺织工业，从无到有地发展起来。所以他被称为"美国工业革命之父"，但在英国，他则被称为"叛徒"。就算是在文化同根同源的英美之间，都有这么激烈的技术竞争，更何况是在文化完全不同的中美之间，竞争是不可避免的。

模式创新讲究的是商业模式复制的成功，它更依赖于"流量"，更依赖于以太效应的经济模式。而硬科技创新模式更依赖于专业公司的专利技术，需要的是几十年如一日的耕耘。在我国"十四五"规划里，可以清晰地看到硬科技发展战略规划：新一代人工智能、量子信息、集成电路、脑科学与类脑研究、基因与生物技术等。

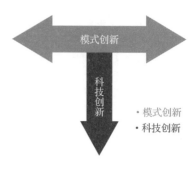

硬科技是从PC到互联网，再到移动互联网，之后到元宇宙这样一个方向的迭代。相关的基础设施建设，也是从局域网过渡到互联网中心，再到云，接下来我们在元宇宙里会看到各种各样基于区块链、超级数据中心的新基建设施。

不仅是新基建，各个不同网络时代的管道、终端、应用都在不断地迭代变化。

	PC	互联网	移动互联网	元宇宙
基建	局域网	互联网数据中心	云	区块链、超级数据中心
管道	有线网络	光纤网络	3G、4G	5G、6G
终端	电脑	浏览器	智能手机	AR、VR、汽车等各类物联网智能设备
应用	软件	网站	App	各类设备平台

以上的种种原因都促使我想回国投身到这个行业当中，这样可以随着我国硬科技发展的浪潮实现更高的自我价值，同时也可以尝试点亮大众对硬科技的好奇心。

但你可能会好奇，现在有那么多"黑科技"，像自动驾驶、深度学习、混合现实，为什么我们要投身于脑机接口的技术与应用？或者为什么我要介绍脑机接口这个技术呢？

答案是，没有哪项技术能像脑机接口一样，会彻底颠覆我们人类文明的进程。脑机接口技术的颠覆性在于，它在试图替代五万年来我们赖以生存的协作工具：语言。它要绕过语言，建立一个能让大脑和外界直接沟通的全新界面。

简单回顾脑机接口的历史，它也是从非常模糊的概念逐步发展而来的。世界首例成功的脑电图连接来自19世纪德国心理医生Hans Berger，之后，到1980年底进行了猴子大脑皮层内脑机接口的测试，再到20世纪90年代杜克大学Nicolelis用猴子大脑运动皮层来控制机械臂，直至迄今为止最成功、临床应用最普及的脑机接口的商业化范例——人工耳蜗的成功实现，这一发展过程经历了100多年的时间。

脑机接口不仅仅会改变我们的交流方式，还会赋予人类一系列"科幻级别"的新能力，比如用意识操控机器、移植记忆、用机械骨骼代替人体骨骼，以及全面提升大脑的算力，等等。用一句话来说，脑机技术一旦实现，人类将一跃成为"超人"。

这些听起来似乎特别玄乎。其实，刚才所介绍的这些功能，科学家已经扎

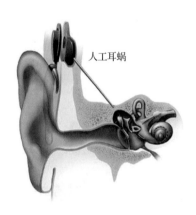

人工耳蜗

扎实实地开展了几十年的研究，他们正在逐步揭晓实现这些功能的科学基础。在全世界最顶尖的实验室里，脑机接口已经在人类实验上取得了惊人的进展。在实验室外，像人工耳蜗这样的脑机接口产品，也已经开拓出了每年上亿美元规模的市场。再比如，我国目前有3亿人口有轻度的睡眠障碍，脑机接口可以解决人类的睡眠问题，甚至形成几千亿美元规模的有效市场。

脑科学，特别是脑机接口，是整个硬科技领域皇冠上的一颗明珠。它所处的阶段就好似早晨天色即将破晓的时刻，我们目前仅可以看到一点晨曦，但还没看到升起的朝阳。

更早的时候，比如2017年，当我作为"混沌大学"的老师在北大讲课的时候，很少有投资人和企业家听说过脑机接口，当时Neuralink公司也刚成立，那个时候的状态更像是凌晨黎明到来之前，外面还漆黑一片，很多脑机接口科技的脉络还没有很清晰。但我们认为两年之后的状态会是一轮朝阳刚刚升起的时候。那时候谁都能看得到这项技术了，但我们认为那时反而不算是一个最好的了解脑机接口的时机。

所以，现在，刚刚好就是了解脑机接口的最好时机。

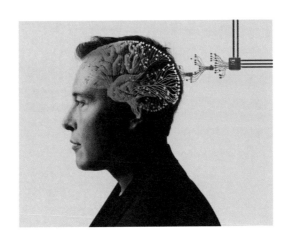

前沿技术发展的底层逻辑

在这本书里，我会从科学的视角，与你分享脑机接口技术的发展进程。不过，我想展示的，并不是我们距离"超人"的未来到底还有多远。我要告诉你的是，前沿技术的演进，其实遵循着一些最为朴素的底层逻辑。

第一个底层逻辑是，技术的演进往往不是源于创造，而是源于"组合"。

在人类的技术史上，很多创新，都是因为我们把已经存在的技术，用一种全新的方式组合在了一起。比如涡轮增压发动机，其实是将冷却系统、润滑系统、点火系统等的组合，用新的方式呈现了出来。再比如机关枪，其实是组合了火药、弹簧、灭火器以及水冷系统的技术。

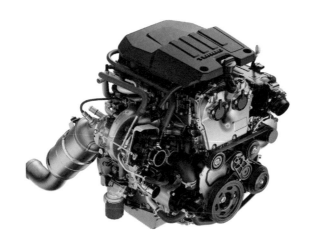

我们会顺着这样的思路，带你一起拆解脑机接口技术。脑机接口技术就是一个超级跨界组合，囊括了脑科学、神经科学、材料科学、心理学、计算机科学等多个学科的研究成果，也高度依赖于这些学科的协同进化。

第二条底层逻辑是，技术的演进并不受困于理论，甚至会比理论先行一步。

如果我告诉你，自行车能向前滚动而不倒的原理直到现在都没有定论，蒸汽机的发明比科学家提出"热力学三定律"提早了100年，你会不会很惊讶？

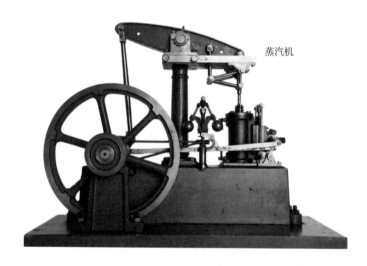

蒸汽机

对于有工程师思维的科学家来说，技术的突破走在理论前面，这毫不令人意外。虽然大脑的工作方式仍然是个谜团，但是并不妨碍我们在实验室里，用脑机接口技术操控机械手臂、激发"心流"、治疗中风或瘫痪。这难道不是技术先行于理论的最佳案例吗！

第三条底层逻辑是一个关于商业的规律。这个规律让我坚定地相信，在这个领域，未来一定会诞生万亿美元规模的公司。

苹果公司是前几年全世界第一个市值突破万亿美元的公司。我认为最关键的原因在于，移动互联网为人类活动创造了全新的空间。这种"拓荒式"的突破，就像哥伦布发现新大陆一样，必然会带来巨大的机会。

你会看到，脑机接口技术将会开发出一片我们从未涉足的无人之地。如果我们的交流是通过意识实现的，如果我们能把思想、情感、记忆都上传到云端，那么我们人类完成协作和创造价值的界面，就会被彻底改变。这个新界面，现在还是一片荒原，但是未来必将被开拓。

所以你看，脑机接口技术之所以值得我们花时间去研究，不仅是因为它很"黑科技"，我希望你从这本书中收获的，还有关于科技发展的普适性道理。

你肯定会好奇，脑机接口技术到底如何实现？它现在进展到了什么阶段？我会用八章的内容来尝试回答这个问题，这些内容可以大致分为以下三个部分。

第一部分，我会为你讲解脑机接口的基本原理。

我们这里说的"脑"，指的是大脑以及我们的神经系统。而"机"，指的是外部设备，如机械臂、外骨骼、无人机、键盘、鼠标、电子皮肤、视觉假体，等等。所以脑机接口的作用，是把我们大脑的想法通过它，传递给外部设备，甚至直接传递给其他人的大脑。

我会介绍大脑的可塑性原理为什么对脑机接口技术格外重要，大脑的边界性、大脑与身体的边界如何定义，以及如何像电影和小说里描述的那样对未来的脑机接口技术进行规划。

我会介绍科学家怎么样采集大脑的信号，让计算机能真正读懂人类大脑；非侵入式脑机接口怎样用于人机交互，怎样用于宠物脑电信号采集以识别宠物的情绪状态。除了脑电设备之外，我们还可以利用其他"翻译"大脑语言的设备来解读大脑，比如近红外脑成像fNIR、功能性核磁共振成像fMRI，等等。

接下来会介绍未来侵入式脑机接口如何突破商业化的两大难关，我还会讲到植入大脑的"神经蕾丝"——由可以助长神经突触发育的材料制成的像贴纸一样薄的石墨烯等脑机设备。还会介绍新材料如何影响脑机接口的发展，比如由新材料制成的电子皮肤贴片不单单可以监测睡眠，还可以用于做心理评估、冥想，等等。

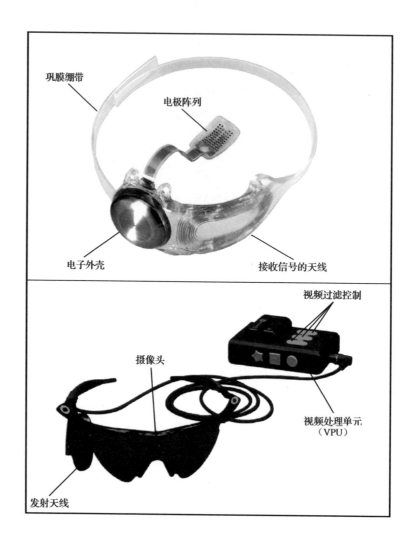

第二部分，我会为你讲解完整的脑机接口应用体系。

我搭建了一个四层的金字塔，这是一个从出发点到终极目标的清晰路径。通过攀登这个金字塔，你会看到脑机接口技术如何破解人类进化密码，让人类进化成为超人。

金字塔的最底层是"修复"。指的是脑机接口技术如何修复身体机能，比如，让瘫痪病人重新站起来行走，让失明的人重新获得视觉功能。这是脑机接口的初衷，也是实验室里研究最深入的一项应用。不过你一定可以想到，这一层的技术复杂程度非常高。又比如，人类拥有通过睡眠来修复自己的能力，我们现在可以通过脑电波来监测睡眠。我会介绍目前关于睡眠的最新研究成果，以及怎样用脑机接口来影响睡眠。最后会介绍怎样通过脑机接口来筛查神经退行性疾病，比如脑中风、阿尔茨海默症，等等。

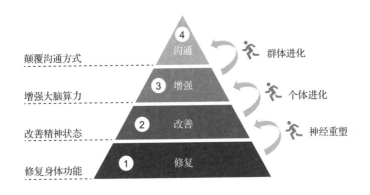

金字塔的第二层是"改善"。指的是利用脑机接口技术改善我们的精神状态，比如提高注意力，甚至激发"心流"体验等。这是脑机接口技术目前离商业化最近的应用。精神状态的改善还包括对青少年情绪抑郁的初筛与干预，以此延伸到情感计算；以及怎样利用各类新技术手段，比如用摄像头、语音识别结合脑机接口的方法，来判别抑郁症与自闭症。最后会介绍最近美国食品药品监督管理局（FDA）刚刚认证的数字疗法，通过电子游戏来改善儿童注意缺陷与多动障碍（ADHD，俗称多动症）的最新进展。同时也会提到，怎样利用调节肠道菌群的方法来改善自闭症与抑郁症。

金字塔的第三层是"增强"。埃隆·马斯克曾经断言：脑机接口相当于给人类的大脑，添加了一个叫作"数字化第三层"的新结构，这个新结构，会让我们的智能水平大幅度增长，超越我们的生物极限。这是什么意思？能实现吗？ 如何用脑机接口实现记忆移植？人可以在数字世界实现永生吗？这一章会提到目前世界上能达到的最多通道数的脑机接口——Paradromics 的包含6

万个电极的芯片，以及马斯克的 Neuralink 公司截至 2021 年 8 月份的最近研究进展。

金字塔的最顶层是"沟通"。如果我们把思考的尺度，从人类个体放大到群体会怎么样呢？在顶层，我们一起看看，脑机接口将如何颠覆"语言"这种低效的沟通方式，以及为什么这件事可能会创造出一种全新的"群体智能"，同时介绍最有可能实现的脑机接口。最后介绍脑机融合的未来，手术机器人的应用，脑机接口系统整合的实现，应用脑机融合的深脑刺激合作开发闭环融合的脑起搏器，进行脑机融合式运动控制，应用柔性的触觉反馈，等等。

这四层金字塔的应用要是都实现了，那我们人类真的就是靠技术的力量实现了下一步的进化。

不过，这一定是好事吗？和机器完美融合之后，我们到底是"人类"，还是"机器人"呢？我们的脑数据安全，又如何保障呢？

在最后一部分，我们会再次回归现实，探讨目前全球人类在脑机研究方面的进展，并介绍脑机接口怎么样让人机交互从 2D 交互变成未来的 3D 交互，以及相关的技术进化与元宇宙的结合。最后也将探讨脑接机口给人类社会带来的伦理挑战和文明冲击。

本书得以成稿，特别感谢电子工业出版社编辑牛平月老师，和我在柔灵科技的同事、首席科学官、奇点实验室主任、计算神经科学家刘冰博士，资深医疗信息化与医疗器械专家陈文凯先生，退行性疾病神经生物学家万力博士的修改意见和真知灼见，以及陈涵、李凌菲、黄可铖、林华、陈煜、孙玻、曹琪琪、孙丽丽、严世乔、朱向阳、黄开迪、雷舒雯等同事朋友。在我们柔灵科技的每个周末的晚上，都会有一个叫"脑璨会"的学术讨论会。脑璨会其实就是英文 Brain Storming（脑力风暴）的一种特定译法。但其实这个名字来源于以前我在美国担任顾问的一个北美 PhD（Philosophy Doctor，哲学博士）联盟。我们在美国的博士团体，为了自嘲，就把 PhD 改写成为 Permanent head Damage，中文翻译是永久性脑损伤，也就是"脑残"的意思。而"脑残"跟"脑璨"谐音，所以我们博士联盟的组织就叫脑璨会，一语双关。我后来就把这个名字移植到柔灵科技公司每周的学术研讨会上来。在柔灵脑璨会里，我也得到了很多来自同事的各种各样的灵感。我把这些内容，还有这些相关的知识，全部都集结成册，在这里跟各位读者交流。同时，还要感谢"得到App"之前的同事邵恒、邸泰深、小双、嘉树，本书得以从"得到App"《前沿科技之脑机接口》的底稿基础上掇英成书，也从戚宇舸先生、上海交大孟建军博士、波士顿大学杨程博士等诸多朋友处得到很多灵感。也特别感谢我的太太王忆楠女士的默默付出与支持。

如果你准备好了，现在就跟我进入脑机接口的世界，看看人类到底是怎样进化成"超人"的。

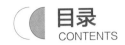

目录
CONTENTS

第一部分
PART 1

脑机接口的基本原理

第 1 章

脑机：

人类为什么
能被改造

关于大脑的"迷"

在本书的开篇，我想你最好奇的一定是，脑机接口为什么可以"改造"人类呢？

在回答这个问题之前，我想先带你区分两个概念——"问题"和"谜"，这是语言学家诺姆·乔姆斯基（Avram Noam Chomsky）提出来的。

为什么这两个概念这么重要呢？因为所有未知的事物，都可以被划分为"问题"或者"谜"。当我们面对"问题"的时候，虽然不知道它的解法，但不断增加的知识会给我们提供新的解题思路。而面对"谜"就不一样了，我们只能靠猜，猜不出来就只能"干瞪眼"，对找到问题的解决方法没有任何帮助。

打个比方，你参加一场数学考试，可能会遇到难题，但你很清楚，它有答案。如果你仔细研究或者询问老师，你肯定能找到解题思路。那么这道难题，就属于"问题"。另一种情况，你拿到了一张白卷，或者卷子上是完全陌生的符号，你甚至连题都看不懂，这就是"谜"。

从这个思路来看，100年前的大脑就是一个"谜"，那时候我们想做脑机接口，那只能说是科幻。而进入21世纪后，脑机接口却发展很快，很大程度上就是因为关于大脑的"谜"，正在被科学家们逐一攻破。

首先我们先来聊聊大脑的结构，人类大脑得以与其他动物大脑区分的关键来源于结构最外面的这一层，我们叫大脑皮层。大脑皮层包括分工管理自主意识、语言的额叶（Frontal Lobe），分工管理视觉信息的枕叶（Occipital Lobe），等等。但我们今天想主要聊聊运动皮层（Primary Motor Cortex）和感知皮层（Primary Somatosensory Cortex），这两个皮层主要位于大脑的中间部分。我们对它们感兴趣的原因是脑机接口的很多研究都是针对它们展开的，因为人类对这两个皮层的了解最深入，相应地，也最容易在这两个区域通过脑机接口提取相应的信号或者对其产生相应的刺激。

为了更好地把运动皮层和感知皮层形象地表达出来，人们根据每个皮层所对应的器官的神经元密度的不同，依比例做成一些3D的小人（Homunculus，拉丁语，"小人"的意思），比如下图是伦敦自然历史博物馆的3D感知和运动小人的模型，左边是感知小人，右边是运动小人。

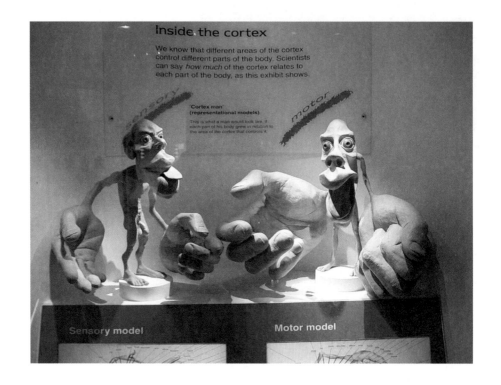

两个小人有很多相似的地方，比如他们的舌头都很大，眼睛也很大，说明这两个器官不仅感知神经发达敏感，而且运动神经也很发达，都有很灵活的移动性。仔细观察我们可以发现两个小人长得很像，也就是说，对应的感知皮层和运动皮层在各个器官的神经元密度分布类似。比如，手都很大，说明手上的感知神经元特别多，手对各种各样的触觉、温度的反应都极其敏感；同时，运动神经元也特别多，说明手和手指的活动都特别灵活，各个指关节可以做出揉、捏、碰、按等很多复杂的动作。但我们同时也可以发现，两个小人其实长得还是有些不一样的，比如感知小人有外生殖器而运动小人没有（或者非常小），说明外生殖器的感知神经元密度很大，很敏感，而运动皮层对外生殖器只有很少的操控权。又比如运动小人的手掌、下颚会比感知小人的更大，说明人类对手和下颚的运动操控都有巨大的要求，而这两种运动都跟人类的生存，比如抓取食物、咀嚼等息息相关。针对运动皮层，脑机接口工程师发明了很多相关的脑机接口设备，比如可以通过运动皮层控制机械臂等。

如果再往深一层探究，我们会发现大脑其实是由上千亿个神经元组成的，大脑的神经元之间有着错综复杂的连接，神经元的树突（dendrite）和轴突（axon）之间通过放电和传输一些化学物质来传递相应的信息，等等。

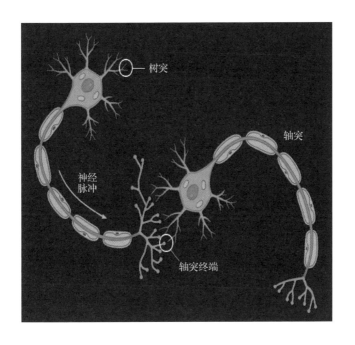

但不得不说，我们对大脑的了解还是远远不够的。目前，我们对大脑的结构和神经元的连接，及其所对应的生理和心理学特征的了解还是极其有限的，所以对神经元之间释放出来的电信号的了解也很有限。如果说大脑的奥秘中总共包含的知识是一公里，那么我们在这个路程上走了至多 2 厘米。美国西北大学教授莫兰·瑟夫（Moran Cerf）分享了在神经科学界的一句老话，也指出了为什么试图完全理解大脑是一个无法达成的悖论："如果人类大脑真的有那么容易理解，那么拥有这种简单大脑的我们也是不能理解大脑的。"这也从另外一个侧面反映了了解大脑这个任务的艰巨性。

也正是因为大脑和神经元超级复杂的结构，所以科学家们开始酝酿"人类连接组计划（Human Connectome Project）"。在这个计划里，科学家们尝试构建一个完整的人类神经元连接地图。这个计划与人类基因组计划一样，是个巨大的工程，需要多个院校和企业的合作，而且连接组 Connectome 这个词，也有参照基因组 Genome 这个词的意味。

在这个计划里，科学家们把人类的大脑切成很薄的片，比如30纳米（大约 3×10^{-8} 米）厚的薄片，把薄片的神经元连接描绘出来，然后再重新合成为3D图片。连接组计划可以帮助人们看到大脑里的神经元如何排列。

什么是大脑的可塑性

了解大脑的基本结构之后最关键的突破，是神经科学家开始重新理解大脑的可塑性。在这个过程中，我们才知道，脑机接口真的可以用来"改造"人类。

什么是大脑可塑性呢？

我先问你一个问题：如果你是个驾驶经验丰富的老司机，你有没有体验过"人车合一"的感觉呢？

所谓"人车合一"，就是你开车的时候，对外界的感觉从自己的身体扩展到了汽车的车体，你不用看，就知道车离"马路牙子"有多远。

你可能觉得，这不就是长期练习以后，形成的肌肉记忆嘛！在神经学家看来，这种感觉没有这么简单。类似于"车感"的这种现象和大脑的可塑性有关，这种可塑性的概念很宽泛，这里指的是大脑能重新定义身体的边界。

大脑定义身体边界这个概念，和我们的常识非常不同。一般我们认为，你自己身体的物理边界是不会改变的，这是因为你的身体就像是一个传感器。大脑做决策的时候，要先接收到身体传过来的信号，然后根据这些信号进行判断，再给身体发指令。这就像一个军队指挥官，要先听一听侦察兵带回来的消息，再下达作战命令。

　　这么说有点抽象，我来举个例子吧：你准备喝咖啡，如果温度合适，你会直接端起来喝掉。这个简单过程的背后，有一整套大脑和"侦察兵"互动的"神经回路"。

　　这个"神经回路"的模型大概是这样的：手上的感觉细胞感受到了咖啡的温度，这个信息就通过身体里的神经网络，传递给了大脑皮层，大脑皮层判断，这是你喜欢的温度，那么大脑就把信号再传递给手的肌肉细胞，命令手端起这杯咖啡。

　　但是，所有的情况都是这样的吗？大脑这个指挥官，是不是时时刻刻都得听侦察兵的呢？

　　我们来看一个"幻肢"的例子。现实生活中，有些人不幸被截肢，比如失去了一只手，但他总觉得那只手还在，这个实际不存在的手被称为"幻肢"。而且幻肢还常常会有剧烈的疼痛感，或者是僵硬的感觉，这种感觉被称之为"幻肢痛"。

　　如果按照刚才说的"神经回路"模型来看，那幻肢痛就太奇怪了。手这个侦察兵都不存在了，是谁给大脑提供的反馈呢？这么看，幻肢痛就是一个谜。

　　这个谜困扰了科学家很久，直到有一个著名的神经科学家拉玛钱德朗（V. S. Ramachandran）找到了解决方法。他竟然用一个简单的"镜箱"设备，就把幻肢痛给治好了。

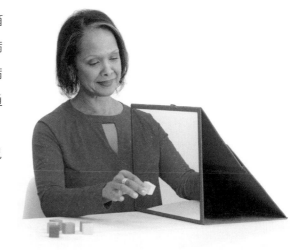

　　镜箱，就是一面镜子和一个纸箱的组合。它的原理很简单，就是病人（实验选择一位仅失去一只手的病人）把健全的那只手伸进箱子里，通过镜子的反射，可以看到两只"手"，他把那只健全的手的镜像当作了自己失去的手。病人活动那只健全的手，会以为在活动幻肢。一段时间之后，疼痛感居然就减轻了。

那为什么这么简单的一个设备，能解决困扰科学家多年的难题呢？

拉玛钱德朗认为，幻肢现象是因为失去的手仍然被大脑定义在身体的边界之内。具体来说，这是由于大脑已经有了对身体的全局洞察。它自己会对身体有个预判，认为还能指挥这只手，但手却没法给大脑反馈。所以，当大脑频繁指挥，比如说让手活动，手却一动不动的时候，大脑就觉得，这只手瘫痪了，于是就有了疼痛或者僵硬的感觉。

镜箱所做的，其实就是用错觉告诉大脑："看！你的手就在这里，你能指挥它。"那么之前感到的痛感，通过活动这个幻肢，逐渐就消退了。

神经科学家就这样解开了幻肢的第一个"谜"。不过我要说的是，这个"谜"的解答并不是一个终点，而是脑机接口的起点。

它给我们这些做脑机接口的科学家，提出了一个很真实的问题，那就是：既然大脑可以修改身体的边界，那机器能不能被囊括进这个边界呢？

要回答这个问题，我们其实需要解开另外一个"谜"。那就是，当身体边界发生改变的时候，在大脑里究竟发生了什么呢？

还是幻肢的例子，给了我们启发。拉玛钱德朗发现，幻肢病人的大脑，的确发生了一些真实的改变，他们的大脑皮层进行了重组。

你一定知道，大脑皮层就相当于人的中央处理器。日常生活中我们大部分行为和复杂的认知，比如说思考、说话、视听、运动，甚至是你的性格，都跟大脑皮层有关。想到大脑的时候，你眼前会浮现出那个很多褶皱和沟壑的大脑形态，其实那就是大脑皮层的样子。

一般来说，大脑皮层上的区域，跟身体的感觉、运动，是有比较明确的对应关系的。比如，指挥手部运动有一个专门的脑区，指挥脸部运动的又是一个不同的脑区。

可是拉玛钱德朗在研究幻肢的时候却发现，他刺激病人的面部神经，竟然让病人感受到，自己的幻肢有"被刺激"的感觉。

用脑磁图的技术观测，他们发现，在病人的大脑里面，幻肢原来对应的脑区已经不活跃了，但是刺激脸的时候，那部分脑区又被激活了。换句话说，面部的脑区，已经霸占了幻肢原来对应的脑区。

　　镜箱训练之所以能有效，就是因为让大脑纠正了这个"错误"的大脑皮层和身体的对应关系。待大脑皮层和身体恢复了原来的指挥关系以后，幻肢疼痛感也随之消失了。

　　回到我们最初所说的大脑和身体的关系问题，幻肢的例子让我们看到，大脑并不是时刻都要依赖身体这个侦察兵。大脑这位指挥官，对身体有一个全局的洞察，有它自己关于身体边界的模型。

　　不过，大脑的全局洞察是可以被重塑的，皮层的重组，就是大脑可塑性的一种体现。

　　那么这种大脑可塑性，就给脑机接口又提出了一个问题：既然我们用"镜箱"这么简单的设备，经过长期的练习都能引导大脑皮层重组，那有没有可能，我们借助更复杂的机器，主动刺激大脑，让皮层重组更高效地发生呢？

　　我比较熟悉的一个脑机接口产品，叫大脑港（BrainPort），就是这么做的。这是美国一家生物医疗器械公司 Wicab 开发的。他们能用一种小仪器，让盲人用舌头"看到"世界。这个小仪器的关键部件是个电极芯片，像"棒棒糖"一样能含在嘴里；还有一副能采集图像的眼镜，眼镜会收集图像信号，比如形状、大小、深度、角度。这些信号被转化为不同的电刺激信号，通过芯片刺激盲人的舌头，从而让他们感知图像内容。

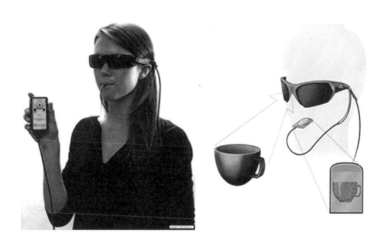

随着训练的增多，舌头的感觉皮层会侵占视觉皮层，舌头就会变得更加敏锐，能辨别更清晰的图像。这项技术是美国的"感觉替代之父"巴赫里塔（Paul Bach-y-Rita）教授的实验室做出来的。

重新定义自我的边界

大脑是怎样定义我们身体的自我边界的呢？下面通过一些最新的科学研究，来更好地解释这个问题。

我们再来聊聊一些相关实验室的实验和理论。比如"橡胶手"实验，与"镜箱"实验其实也有相似之处。实验首先准备一只与受试者的手一模一样的橡胶手模型。受试者把他的一只手放在下图中的实验箱里，此时实验箱中同时有橡胶手和受试者的手，并用挡板隔开，受试者只能看到那只橡胶手。实验人员同时用小刷子刷两只"手"，先让受试者把橡胶手跟他的大脑做一个关联。

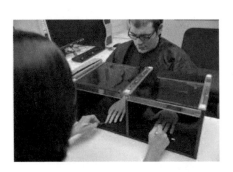

下一步，当实验人员直接拿一根针去刺橡胶手，或者拿一个扳手去敲打这个橡胶手的时候，受试者会有一个非常激烈的反应，因为他的大脑皮层已经与这只橡胶手建立了关联，所以受试者的身体边界也已经延伸到了这只橡胶手。

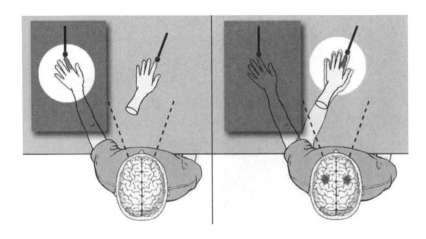

　　怎样解释开车时的"车感"，打球时的"球感"，诸如此类的问题。后面我们会介绍瑞士洛桑联邦理工学院的一位教授的研究，接着具体聊聊这类问题的科学研究和基础发现。

先来看看，怎样定义自我？

　　表面上看起来，身体就是我们与外界接触的终点，但实际情况中，身体的边界不会到你的皮肤就结束了，它还会再往外延伸一点。这个延伸出来的空间，科学上有一个说法，叫近体空间（Peripersonal Space，PPS），我们把它称为身体

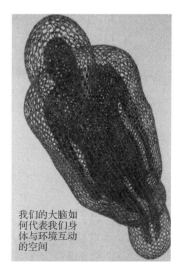

我们的大脑如何代表我们身体与环境互动的空间

外面的边界空间，而且这个边界空间可以被测量出来。近体空间可以被大脑皮层的一部分所代表，换句话说，近体空间跟外界接触的任何信号的交换都会在大脑皮层上有所反应。当然，就像前面所讲的，PPS 边界随着环境的快速调整是可塑的。日本的科研人员用了三个月去训练一只猴子，让它可以拿到一个更远处的东西，三个月后猴子的近体空间就延伸到了更远的区域。

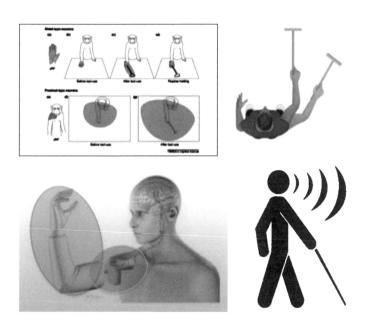

同样，比如截肢的残疾人经过训练，身体边界可以延伸到他们的假肢，同样的道理，盲人的身体边界，就已经迁移到他们拄杖的尖端，当然前提是在他们拿着拄杖的时候。如果我们把拄杖拿开，身体边界又只限于手掌了，近体空间就是这么神奇。

再推而广之，人类每天所把控的事物，已经从之前仅限制于人所接触的物理世界，慢慢延伸到抽象世界、电子虚拟世界。当我们拿着鼠标的时候，我们的身体边界可以跟屏幕里面鼠标能触及到的事物联系在一起，近体空间可以作为跟人互动的界面。再来看下面的实验，当受试者的脸蛋图片被实验人员的手碰到，我们自己也会有被触碰到的感觉。而且如果这张脸是与我们相似的脸（如同种族），那么反应更大。说明我们更加容易与跟我们熟悉的、已经在大脑里面形成人脸形态的模型构建联系。

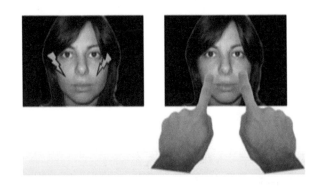

我们再来看看英国科学家如何探索人脑对机械手指的认知与适应方式，伦敦大学学院（University College London，LCL）让参加实验的志愿者的右手，拥有了一根额外的机械手指。这项研究发现，在经过简单的训练之后，志愿者们不仅完全适应了拥有六根手指的右手，可以用它来完成很多高难度的动作；甚至志愿者大脑负责控制手部运动的区域，也产生了意想不到的变化。

在这项研究中，这第六根手指完全采用3D打印的方式制作，佩戴在大拇指相反一侧，靠近小拇指的部分。之后通过安装在脚趾下的压力传感器控制

它。相关的信号通过传输线连接
到第六根手指。控制机械手指的
方式非常简单：那就是用"脚"
来控制。在这里，研究人员给受
试者的双脚大拇趾上分别安装了
一组压力传感器。受试者通过调
整左右脚的拇趾和地面接触的力
度变化，就分别可以控制机械手

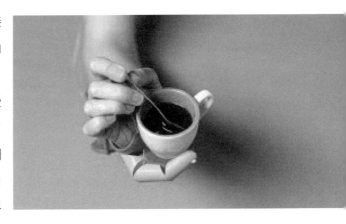

指张开和闭合的运动。如果你现在刚好坐着，也可以尝试让脚的大拇趾用不同
的力度扣地，感受一下这种控制方式。

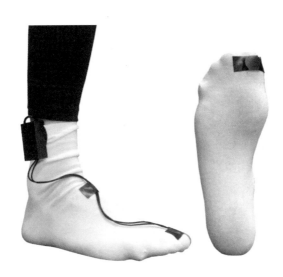

实验对20名受试者进行了5天的训练，每天佩戴机械手指2 ~ 6小时，就
使他们迅速适应了这根多出来的手指，并且完成了各种复杂的动作。甚至，为
了进一步确认对机械手指使用的熟练程度，受试者还被要求完成诸如一边做数
学题一边搭积木、蒙着眼睛做各种手势等高难度动作。这些任务不出意外也都
被顺利完成了。

通过训练，机械手指可以有效、灵活地完成任务，并且，可以应用它与人体手指一起完成任务。使用机械手指的受试者越来越觉得机械手指是他们身体的一部分，也更专注于增强手与机械手指之间的协作，他们可以很快熟悉机械手指的基本操作。训练可以改善运动控制的灵活性，以及手与机械手指的协调能力，受试者最后甚至可以在分心的时候应用机械手指。人们改变了自然的手部动作，主观报告表明，机械手指就像是他们身体的一部分。这只"增强"后的右手可以完成搭积木、单手拧瓶盖、打扑克等复杂动作，受试者甚至用六根手指弹吉他。

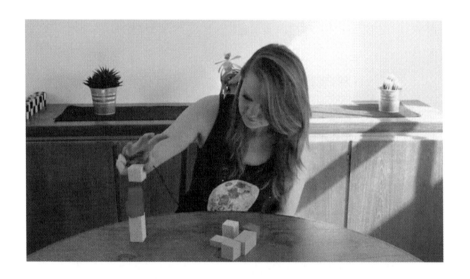

这就是所谓的"具身性认知"（Embodied Cognition）问题。为了弄清楚人脑究竟是如何"看待"机械手指的，研究人员想到了一个间接的观测手段。他们对受试者的大脑进行了功能性核磁共振扫描等一系列的分析。研究人员在受试者学习使用机械手指的前后不同时间点，采集了他们单独移动每根手指时候的大脑核磁共振扫描数据。结果发现，经过5天的适应性训练之后，受试者大脑中负责手部运动的区域，确实产生了一些轻微但是明确的变化。

机械手指的使用确实改变了大脑的运动编码，使得每个手指对应的大脑活动模式更加相似，与此同时，脚趾与手指的运动信号也变得更加相似。甚至在受试者停止使用机械手指之后的 7 ～ 10 天，这个训练带来的大脑的重塑依然存在。

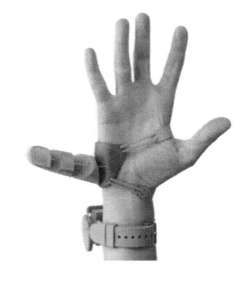

研究人员发现人脑中原本关于手指和脚趾的运动控制区域，确实因为机械手指的加入，产生了与之相适应的一些变化，把它当作身体的一部分去适应。

根据这个思路，我们的"脑洞"可以再开大一点，我们用达芬奇机器人来做手术。北京的医生通过达芬奇机器人治疗上海的病人，用远程医疗控制做外科手术，北京医生的手就会跟上海手术室里的手术刀，以及手术刀触碰到的病人产生近体空间联系。

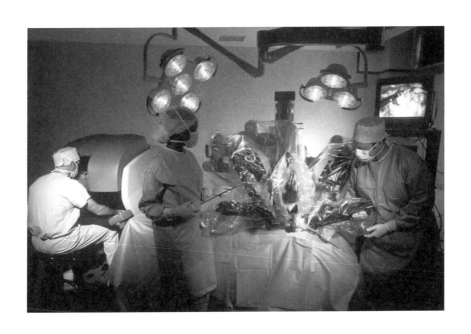

当我们在元宇宙（元宇宙的概念本书第八章会详述）的虚拟世界中，用我们的双手进行 VR 交互的时候，我们的近体空间，也会相应扩展到虚拟世界里面能被我们操控的虚拟物体上去。而一切的一切，正是因为大脑皮层可塑性的强大，或者说是人类学习能力的强大，大脑皮层不单单使得我们在石器时代跟最简陋的石头工具建立具身性，在未来，我们也会跟脑机接口，跟我们的赛博格（Cyborg，赛博格是半生物、半机械的生化机器人）建立具身性。这是一个多么令人神往的能力，这就是我们后面会讲到的脑机融合。

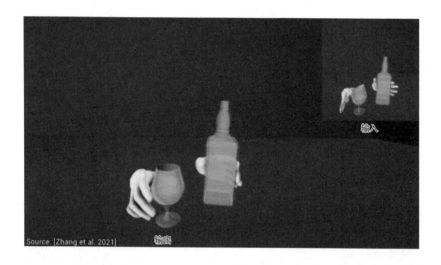

数字疗法的脑机实践

为了更好地说明关于大脑边界以及大脑可塑性的问题，我们再来看一个实战例子——瑞士脑机接口公司 MindMaze 的例子。MindMaze 成立于 2012 年，总部设在瑞士洛桑，是在洛桑联邦理工学院（EPFL）的技术孵化下创立的。

MindMaze 的使命是为了人类的脑部健康，经营一个通用的在线平台，"加速人类康复、学习以及适应的能力"。通过构建直观的人机界面，结合虚拟现实（VR）、计算机图形学、脑成像和神经科学等技术来构建产品。MindMaze 目前研究的很多都是 FDA 认证的医疗级技术，扩展了脑机接口在游戏开发、脑机控制、医疗保健领域的新应用。MindMaze 构建了高分辨率运动捕捉传感器，通过提供位置和方向，实现对虚拟角色的移动实时映射，同时开发医疗级的虚拟现实产品，以刺激中风患者的神经恢复。同时，MindMaze 开发了用户界面，包括一个轻量级、可佩戴的头戴式显示器（HMD）和 3D 运动捕捉相机，可提供虚拟现实（VR）、手势和多用户识别、增强现实（AR）等功能。这些设备使用 VR/AR，结合传感器跟踪用户运动，并通过护目镜显示交互式数字环境。目前，MindMaze 的医疗级技术都已经获得了 FDA 和 CE 的数字疗法审批。

未来，MindMaze 打算把他们的影响力扩展到医疗健康之外，比如说他们想把这些神经科学技术带到人们的日常生活中去。通过这些神经科学技术赋能下一代人机交互。

MindMaze 的底层技术，正是基于前面已经介绍的大脑可塑性以及大脑边界的延伸原理，也就是视觉系统对于大脑信息处理的误导或者说把控。如果你看到有人拿起一个杯子然后再放下，这样的动作重复一遍又一遍，不单单对方大脑皮层中相应的运动区域会被点亮，你的也会，这个原理跟"镜箱"实验和"橡胶手"实验是一样的。

在 MindMaze 提供的例子中，受试者杰克目前正处在中风急性期，假如杰克的左手能动，右手不能动，计算机系统会先通过摄像头捕捉这个动作，然后在屏

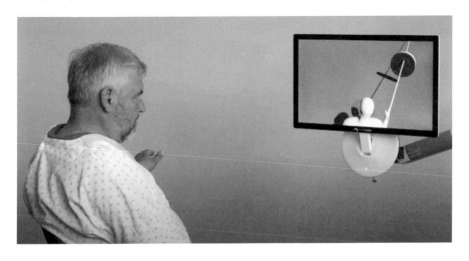

幕里呈现给杰克一个左手不能动但右手能动的虚拟人。虚拟人的动作会跟杰克一样，除了左右相反。这样杰克只要动他的左手，虚拟人的右手就一直跟着动，当他看得多了之后，他的大脑皮层所对应的右手的运动区域也会慢慢被激活，而我们知道他的右手原本是那只"坏手"，所以这正是我们所需要达到的目的。由于右手的神经皮层一直被刺激，杰克的右手也就慢慢能动起来了。

当右手可以开始动了之后，康复效果就进入了下一个阶段，我们叫亚急性期。这个时候因为杰克的右手可以开始动了，就尽量做右手的运动训练，锻炼右手不同的技能。慢慢的，右手就可以从之前的只是能动，变成了可以做各种复杂的运动了，中风康复的效果就逐步达到了。

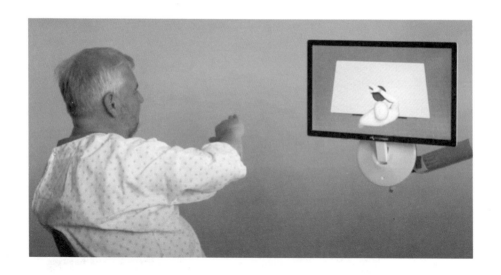

所以，我们只要对在前面学习到的原理稍加运用，再结合摄像头、显示屏、VR/AR可穿戴设备以及其他相应的技术，就可以创造出各种各样的产品。现在我们来看看MindMaze的一些比较具体的产品。

针对中风患者上肢康复的MindPod Dolphin。研究证明，如果病人有神经相关的一些损伤和疾病，增加医疗干预的量和干预密度，这样的行为疗法就会对病人很有益处。根据最新的一些临床证据，这个产品的研发就是用来促进运动技能康复和认知功能康复的。它附送有抗重力的背心，来抵消胳膊的张力（模拟海洋环境），同时鼓励连续不断地对这个"海洋环境"进行探索，来非常细致地微调上肢的运动控制功能。

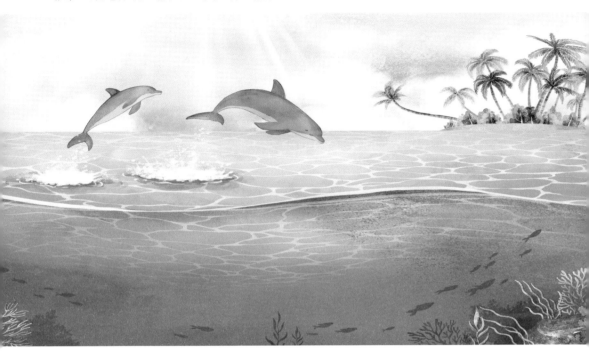

针对阿尔茨海默症以及神经退行性疾病，MindPod Dolphin 的训练，特别是复杂的运动训练，会是一个非常有效的训练方法。这个产品非常适用于神经性疾病的恢复治疗，因为阿尔茨海默症的治疗中需要对患者进行残余认知功能的训练。美国国防部也资助了 MindPod Dolphin 的一个临床测试，来防止有创伤性脑震荡（TBI）的老兵出现失忆症的症状。

针对中风患者上肢屈伸训练的 Intento PRO。 Intento PRO 是为中风之后有严重肢体损伤的这一部分病人而推出的。 这个解决方案赋予病人可以控制他们损伤的手臂（以上肢瘫痪为例）的能力，让他们能够重新运动。它的原理是通过一个已经被编程好的定制设备，产生多通道的电刺激，来重新激活病人上肢的运动。Intento PRO 还融合了一个独特的设计，使得病人可以自由控制这个电刺激的频数和变化幅度。

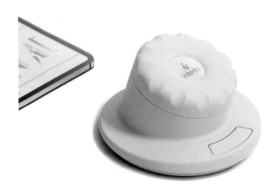

针对帕金森病人的TOAP Run。帕金森病人一般行走步伐比较小，而且走得慢，所以导致他们在穿衣服还有其他的一些日常行动中都不是很方便。通过康复训练，病人的运动能力还有生活质量可以有大幅度的提升。TOAP Run被设计成一个很严肃的游戏，用来尝试实现上述目的。在初始的实验中，这个游戏就已经被证明了可以减少绝大部分帕金森病人跌倒的概率，进一步的临床测试还在进行当中。

上面几个主要是恢复（Restore）治疗类产品。接下来我们要聊的**MindMotion GO**是康复（Rehab）治疗类产品。MindMotion™ GO已经得到FDA认证和CE认证。它的游戏数字疗法在全球已经治疗过3000多个病人，目前有90多个不同的医疗中心在使用这一产品，它的系统是可以完全根据病人的需要被定制的。

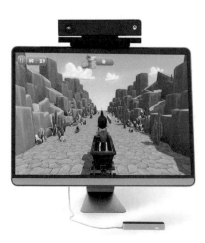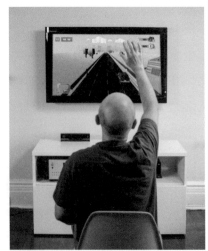

MindMotion™ GO（家用版）系统可以在 5 分钟之内被搭建并校正好，可以被每一个病人的远程治疗师观察到，方便他们进行管理和调节。而 MindMotion™ GO（专业版）主要用于急性病人的神经康复治疗，特别适用于一些桌面医疗治疗台，主要针对半上肢轻偏瘫的康复病人。设备包含 17 个内嵌游戏，一个定制的摄像头和光学的设备，通过传感器捕捉病人细微的运动。这个运动的细节捕捉，会在游戏里被放大，让游戏的效果更好。这个受专利保护的技术，里面还应用了一个集成电池，保障了使用时间。

未来公司的发展战略主要是构建高分辨率运动捕捉传感器，提供位置和方向，以实现对虚拟角色的移动实时映射，同时开发医疗级的虚拟现实产品，以刺激中风患者的神经恢复。这些设备使用 VR / AR，结合传感器跟踪用户运动，并通过护目镜显示交互式数字环境。公司正在开创一个突破性的计算平台，意图捕获大脑活动信息，为计算机创建一个新的操作系统：MindOS。MindMaze 准备从医疗保健和游戏应用转变为消费级行业应用，一切都非常有想象力。

我们通过幻肢、机械手指、MindMaze 等众多的例子，看到了大脑惊人的可塑性。幸运的是，从这些研究中我们可以看出，人脑似乎是一个超乎想象的开放式系统。即便是大脑发育完全的成年人，也可以通过短时间的训练，在大脑结构上做出调整，以适应全新的"身体部件"。这种特质，让我们可以利用机器修复身体的机能，这也是我们做脑机接口的初衷。更重要的是，这让我们看到人和机器真的可以融合。在未来，机器可能不仅仅是我们的工具，还是我们身体的一部分。我们操控机械臂的时候，也许会形成类似"车感"那样人机合一的感觉。

大脑的智能与未来算法

接下来，我们聊聊与脑机接口紧密联系的算法。

加州大学洛杉矶分校（UCLA）图灵奖得主 Judea Pearl 的新书 *The Book*

of Why：The New Science of Cause and Effect，里面作者把AI算法分成三档。目前人类所设计的AI算法只停留在最低级的一档——关联档（Association），第一档强调的是"What？"。在这一档里面，AI只会把它所"看到"的事实（也就是我们所说的大数据）与结论简单地关联对应起来，至于背后的逻辑和因果关系，它们不懂。比如动物会对某个特定的环境变化产生特定的反应，但它并不晓得这种反应背后的逻辑或者它为什么要这样做。

只有当AI算法发展到第二档，也就是所谓的干预档（Intervention，这一档大约相当于三岁小孩的智力），才开始有因果关系推导，而不是完全靠大数据拟合，第二档强调的是"How？"。比如，"如果我打了阿司匹林，我的头痛可以被治好吗？""如果吸烟被禁了，会出现什么情况？"阿司匹林能治好头痛，是因为阵痛本身是由于细胞分泌某些化学分子的作用，禁烟可以导致诸多社会现象的出现，等等，事物之间都有一些特定的因果关系。

到了第三档，所谓的反事实推导档（Counterfacturals），在这一档里，想象、回溯、理解等能力都是很重要的。想象是很关键的，根据想象反事实推导从未发生过的事情、从未存在过的事物，这是典型的成年人类的思维。*Sapiens：A Brief History of Humankind*（《人类简史》）一书中也介绍过，想象力才是智人得以区分于古猿人的最基本的特征。第三档强调的是"Why？"。比如，"真的是阿司匹林阻止了我的头痛吗，有没有可能是其他原因呢？"这是一个开放性的问题，需要对头痛好之前的一段时间进行梳理，除了阿司匹林，我有没有吃过其他药？有没有经历过一些其他的治疗？如果经历过其他治疗，那么到底是这些治疗起关键作用还是阿司匹林起关键作用？再比如，"如果奥斯瓦尔德（Oswald，杀害美国肯尼迪总统的凶手）没有杀害肯尼迪总统，美国的历史会有什么改变？""如果我过去两年没有吸烟，那么我现在的身体会不会更好？"诸如此类，需要先回溯和理解肯尼迪总统那段历史，以及吸烟如何产生危害的医学知识，再在这个基础上构建新故事和新推导，这都是第三档算法需要达到的。所以如果在未来有强大的 AI 算法，那也要在算法层面上达到反事实推导档，使得 AI 具有想象力，可以构建不曾发生的事情，真真正正达到所谓的强人工智能或者通用人工智能。想象力跟创新性思维息息相关，我们在第三章讲"梦境睡眠"的时候还会继续展开说明。

关于神经元信号，就像我们在前文解释大脑的结构时所讲的，我们目前只是大概了解了大脑的一些简单分区，比如哪一块区域负责哪一些任务，但对于每一个分区里面的神经元怎么活动，怎么分工协作，我们的认知还极其有限。所以当把脑机接口安放在特定的大脑皮层区域来采集信号的时候，我们对所收集信号的逻辑关系的了解也极其有限。科学家和工程师们能做的，就是很典型的第一档 AI 算法（关联档），不论大脑神经元怎么运行，只要我们在大脑某个精神状态的时候出现了这个特别频率和波长的脑电信号，我们就把它们简单地关联对应起来，然后通过采集大量的脑电信号来总结、提取信息。这样的 AI 算法，就是最原始的"动物式"、简单的大数据关联算法，通过大量的脑电数据来尝试拟合脑电信号，而不问产生这些脑电信号的深层原因。

另外一方面，就算我们把算法的设计层面停留在第一档，只构建关联性的数据拟合。但数据达到海量级的时候（考虑到神经元的百亿到千亿数量级以及由神经元所建立的链接，数据量是不可想象的），分析的效率也总是不高的。同时，采集大脑数据的过程中会有很多的干扰因素，包括工频干扰、眼动伪迹、环境中的其他电磁干扰等，因此，我们需要更好的算法来解码这些信息。由于实验数据始终非常稀缺，目前的智能算法在排除干扰上仍有很大的改进空间。虽然我们可以设计机器学习的多层模型来提高算法的效率，但怎样通过算法更好地提高数据分析的效率，将是一个长期的课题。

只有随着我们对大脑结构以及相应的神经元的工作原理和逻辑关系的逐步了解，才可以在浩瀚的神经元电信号里，发现更准确的因果关系，设计出更有效率的算法，从而更快实现对于大脑数据的解析，进而推动脑机接口技术的飞跃。慢慢进入到第二档干预档，甚至是第三档反事实推导档（想象力档），不单单可以个性化地根据神经元的分区来构建脑机接口，甚至可以在此基础上，构建基于脑机接口本身的强人工智能，也就是智能增强。也只有到了那个时候，我们的脑机接口 AI 算法，才算到达了更高级的层面。所以，从这个意义上讲，分析大脑和神经元结构与 AI 算法升级是相辅相成、密不可分、相互弥补的。

第 2 章

接口：

机器如何"翻译"大脑语言

"三磅重的宇宙"

一说起脑机接口，很多人第一反应就会想到电影《黑客帝国》。在电影里，只要往主人公尼奥（Neo）的后脑连一个插头，他一下子就能进入完全数字化的虚拟世界中。这个过程中，大脑里所有的思想就以数据的形式同步给计算机了。

这是科幻片的想象，但现实中，我们做脑机接口面临着一个很实际的问题，那就是大脑里发生的活动，比如对身体发出的指令、思想、情感，甚至是一些潜意识的信息，到底怎样传送给计算机呢？这肯定不是装一个插头就能解决的问题。

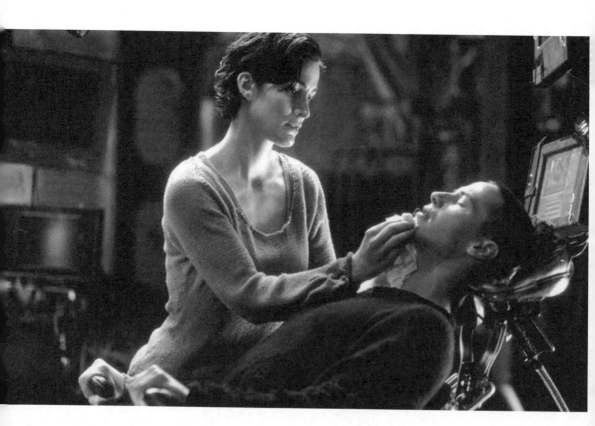

脑机接口最大的难题，就在于"接口"两个字。我们在前言中说过，脑机接口要替代语言，变成大脑和外界沟通的全新界面。接口的功能，其实就像语言一样，要把大脑里的信息理解以后，翻译出来。本章将用一个"宇宙模型"，来讲讲脑机接口领域的科学家是怎么完成上述工作的。

国外有人把大脑比喻成一个"三磅重的宇宙"。

这个比喻我觉得特别形象。要知道，人类大脑神经元的数量超过1000亿，就和银河系中的恒星数量一样多。而我们之所以能够完成思考、想象这样的复杂认知行为，都是源于这个庞大的神经元网络。每当你有一个想法时，至少有数百万个神经元在大脑里被激发，这个状态就像你从飞机上俯瞰夜晚的城市一样。

《纽约时报》还刊登过两张有意思的照片，一张照片是小老鼠大脑神经元网络，另一张照片是宇宙的星系，两张照片并排放在一起，竟然惊人地相似，简直难以分辨。

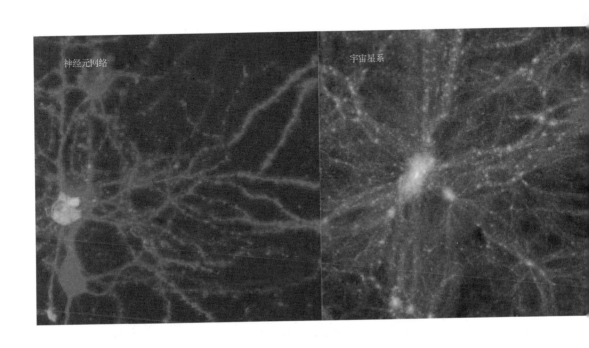

如果你是科学家，想要理解这么复杂的大脑，你会从哪里入手呢？我们大概会想，那当然是先搞清楚这些神经元的功能，还有它们彼此之间连接的方式。

这个思路没错。脑科学家和神经科学家们，有一个特别宏大的想法，叫"人类连接组计划"。这个计划就是要给你的大脑"宇宙"里所有的神经元的排列方式，绘制一幅精准的地图，就像你在星系图中标注出太阳系里木星、火星、水星的位置一样。美国的哈佛大学、加州大学、麻省总医院这些全球顶尖的学术和医疗结构，都参与到这个计划里来了。

但是这个计划真正实施起来，难度实在是太大了。

下图是小白鼠大脑里很小很小一块区域的神经元结构。这是通过把小白鼠大脑切成30纳米厚度的薄片，一层一层分析，最后还原出来的3D模型。它的复杂性已经远远超出我们的想象了。更何况，我们很少有机会对人类的大脑做这样的切片操作。所以这个项目从2010年启动，本来计划5年完成，到现在也还没有做完。

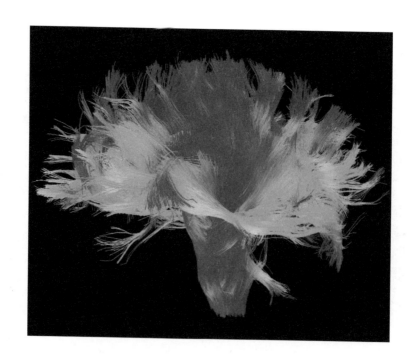

不过，之前在前言中说过，技术发展的一个特征，就是技术的演进很多时候并不依赖于对理论的透彻理解。虽然说，直到现在我们都不太清楚神经元之间是怎么排布、怎么连接的，但是值得一提的是，早在1924年，第一个采集脑信号的设备就诞生了。

这个设备是一个叫汉斯·贝格尔的德国医生做出来的。他当时发现，从人类的头皮上能采集到一些电波一样的信号，而这些电信号似乎和一个人的精神状态有关。比如说，在比较放松的状态下，大脑会释放一种较为固定的电波，我们称之为 α 波。

当然，现在我们知道，这是因为大脑的一切活动都伴随着神经元的放电现象，比如当你学习一项新技能的时候，大脑里特定区域的神经元就会开始释放脑电信号，经过多次练习的巩固，就会形成一条稳定的神经通路，你也就掌握了这个技能。

所以说，脑电信号就是大脑跟身体沟通的一种神秘语言，这其实就是我们现在经常说的"脑电波"。脑机接口的研究者们，争相想要实现的就是看谁能采集更多、更精准的脑电信号数据，然后尝试理解这些信号所对应的大脑指令。

那怎样采集脑电信号呢？摆在科学家面前的其实有两条路：要么就像《黑客帝国》中讲述的一样，把电极放到大脑里去，这叫作"侵入式"脑机接口；要么就像汉斯·贝格尔那样，隔着头皮，用挂在脑外的设备来采集信号，这叫作"非侵式"脑机接口。

这两种探测方式，其实跟科学家探索宇宙的方法如出一辙。接下来我就一一介绍这两种脑机接口。

对于宇宙的观测者来说，如果技术成熟，就能发射卫星，让飞船进入太空，去登陆火星、月球，一定能带回珍贵的数据——这就是侵入式脑机接口的逻辑。现在绝大多数实验室，使用的都是一种叫作"犹他阵列电极"的侵入式脑机接口。这种设备，能在不到1元钱硬币大小的金属材料上，排布100根像针一样的电极，能采集到大脑数百个神经元的活动。

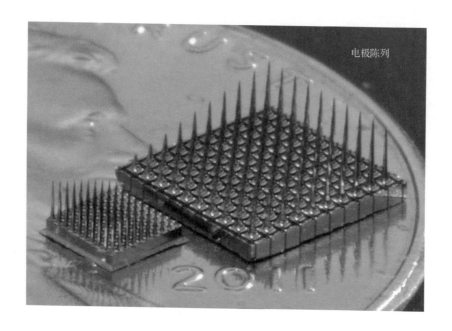

电极陈列

美国布朗大学在2004年就使用犹他陈列电极完成了第一个侵入式脑机接口实验，这个实验团队的带头人是布朗大学神经科学系的约翰·唐纳修（John Donoghue）教授，他们研发的这套系统叫做BrainGate，翻译成中文就是"大脑入口"。

侵入式脑机接口需要开颅手术，风险很高，可以想象，这项技术的发展经过了多么艰难的过程。愿意接受实验的志愿者，基本都患有严重的肢体疾病或者脑疾病。事实上，直到2012年，才有一位长期瘫痪的女士，使用BrainGate这个系统，用大脑控制机械臂喝到了咖啡。

而且，需要特别说明一下，这位女士并不是真的用意念操控机械臂，做到了端起咖啡—送到嘴边—倾斜杯子这一系列复杂的动作，她只是用侵入式脑机接口，触发了一个让机械臂自发运动的指令而已。那时候能做的只是把脑电信号转换成最简单的指令。

那么跟侵入式脑机接口相比，非侵入的脑机接口风险就低很多了，不用开颅。回到我们刚才说的宇宙模型，非侵入式脑机接口就相当于科学家在地球上对星系进行远距离观测。

如果把我们的大脑比喻成一个很大的体育馆，而大脑中的 1000 亿个神经元就像是在体育馆中站着的满满当当的人。当我们需要去找到某一个神经元的电信号的时候，就像是想要听清嘈杂的体育馆中某一个人说的话，并不是很容易。但是若能在体育馆外面安装一个外放的大喇叭，那我们是不是能听到更多的声音了呢？

这个外放喇叭就有点像我们的非侵入式脑机接口，但是，喇叭若在体育馆外设置的位置不一样，那么它外放出来的声音也会不一样。

你很可能在生活中，已经见过非侵入式脑机接口了。我们最常使用的非侵入式脑机接口，其实就是医院里面常见的脑电图。做脑电图的时候，你会戴上一个布满电极的帽子，电极采集的信号会传导给一台机器，分析你的脑电波。比如波形显示出 β 波，说明你很紧张；一般人进入睡眠后，脑电波频率会下降，变成 θ 波。

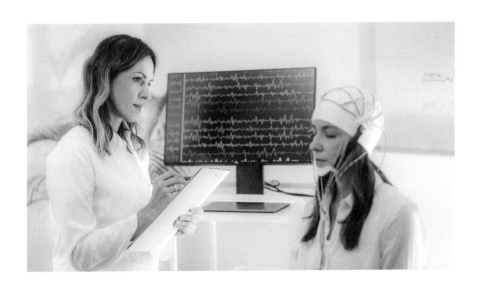

这种方式的劣势，你肯定也能想到，就是采集到的信号分辨率比较低。颅骨会大量拦截从大脑释放的脑电信号，就像是我们去听一场音乐会，不但没有门票进入音乐厅，还只能站在非常远的广场上听，效果可想而知。

不过，你也别因此就小看了非侵入式脑机接口的潜力。毕竟，天文学家仅仅通过望远镜观测，也发现了宇宙星系之中的"红移"现象，提出了宇宙膨胀的学说。下一小节会详细为你介绍非侵入式脑机接口的市场应用，而在第三章我们会继续讲这些应用。

前面介绍了脑机接口的两种形式——侵入式和非侵入式，并且对比了他们在采集脑电信号上的优劣势。不过，如果你觉得有了脑电信号，科学家们就真的破译了大脑的秘密，那你可就想得太简单了。为什么这么说呢？有两个原因。

第一个原因是，我们通过脑电信号，读懂了大脑的语言，这其实是一种假象。脑机接口现在能做到的，只是把分析处理后的脑电信号跟人的行为、精神状态做一个简单的关联和对应。

这就好比，你想要学习一门新语言，通过观察别人的发音，记住了苹果、喝水、跑步这些词汇的含义，但你丝毫不懂这门语言的语法。同样的道理，我们并没有真的破译大脑的算法，从神经元层面理解大脑运作的逻辑。

第二个原因是，现在我们理解大脑的方法，其实是一种称为"黑盒子法"的工程师思维。这是人工智能领域里的一个热词，它描述的情景是，关于算法背后的逻辑你并不清楚，但是只要利用这个算法达成了你想要的结果就行。

我们现在能收集和分析的脑电信号，仍然极其有限。它们基本上都集中在大脑皮层上面的两个区域，一个区域是指挥我们身体动作的运动皮层，另一个区域是负责视觉、听觉等知觉的感知皮层。在之后的章节你会看到，我们现在能做的脑机接口实验或者应用，都跟这两个区域的功能相关。

还有太多的生理和心理状态，我们都没有找到对应的脑电信号。比如简单到"看到红色""害怕"，等等。脑科学领域的艰难探索，可以说充分验证了神经科学界那句著名的老话：如果人类大脑真的那么简单，那么拥有这种简单大脑的我们，也是不能理解大脑的。

可能你难以想象，我们研究脑机接口这项跟大脑息息相关的技术，却对大脑了解得这么少。还是那句话，技术的突破不一定依赖于理论，甚至可能比理论先行。希望你能记住这条技术发展的底层逻辑，因为它在脑机接口这个前沿领域，被反复地验证。

未来的人机交互

为了说明非侵入式脑机接口的颠覆性，我们来看看它在人机交互上有什么应用。

人类自从数万年前学会语言至今，我们的语言交流能力其实并没有本质性的提高，我们通过语言传递信息的能力提升还是非常缓慢的。

我们知道，语言传递信息的速度大约是40 ~ 60bps，这个速度大约等同于1980年的调制解调器的速度。一个人就算在大脑放松的时候，脑子里面各种各样的想法信息量也是巨大的。所以，把你在休息时候的想法信息，通过语言传递给别人的时间，就约等于在一个1980年的调制解调器上面传输4部高清电影，可以想象效率之低下。下面这个图大至反映了语言交流与其他方式交流的速度对比。可以看到，最左边的柱形代表的就是我们人类之间的沟通，其实就是语言的交流速度，在所有的交流速度里面排名倒数第二。橘色的这个柱形代表的是人类与自己的交流，其实就是思考的速度，就会比语言快得多。我们还可以看到绿色的柱形代表电脑与人类的交流，其实就是人类阅读电脑信息的速度，还有红色的柱形代表电脑与电脑的交流，就是电脑互相

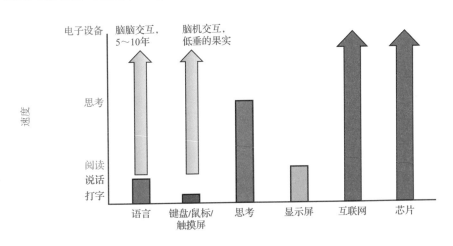

传输信息的速度，以及电脑与它自己交流的速度，也就是电脑的计算速度，都比语言快得多。

在第七章中我们还会提到，怎样用脑机接口来提升人与人之间的交流速度，就是所谓的脑电波之间的脑脑交互。用脑脑交互来代替语言的交互，这个迭代的周期大概需要5～10年的时间，相对来讲周期还是很长的。

在图片里面我们看到紫色的矮柱子，人类输出信息到电脑终端的手段也非常低效，靠的是键盘、鼠标和触摸屏。大致过程是大脑皮层的一个想法先转化为运动皮层的信号，传输到上臂肌肉，上臂肌肉神经再传输到手指，由手指通过设备（键盘、鼠标、触摸屏）输入电脑。

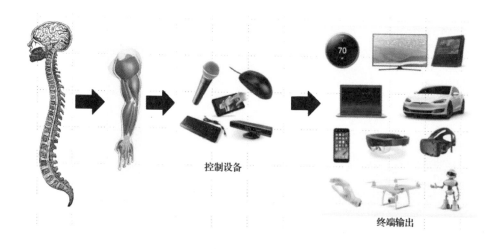

控制设备

终端输出

但如果我们可以用一台设备，直接把大脑皮层传输到上臂肌肉神经的信号读取出来，与外部控制设备进行交互，比如控制屏幕、打字、操控机械臂，等等。那就相当于"抄了一条近道"，不需要通过鼠标、键盘、触摸屏，而是直接通过佩戴在手上的可穿戴设备，利用上臂手势、手指晃动、手指微动作，或者甚至是手不动而只是"脑动"，通过人工智能训练来控制设备。这是升级的初级阶段，颠覆的是人机之间的交流。

这个直接的人机交互，可以跟VR/AR结合，来实现沉浸式的体验，实现

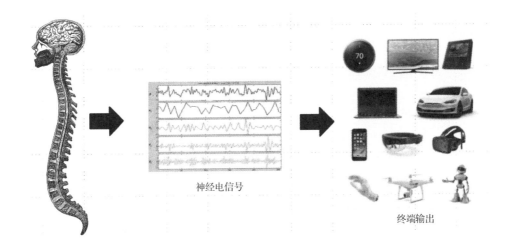

神经电信号

终端输出

玩游戏的完全体验。可以利用对物联网智能家居的界面操控，比如电灯、电视等，也可以利用对智能眼镜的操控，实现应用场景的无限种可能。把有用信号从中枢神经信号中解析出来，直接控制终端，将是一个人机互动的范式转移。

　　在神经交互的层面上，我们可以直接通过脑电图（EEG）进行交互，也可以通过手上的肌电（EMG）进行交互，但考虑到在运动皮层的分层里面（我们在第一章里提到的运动皮质小人），手臂神经所占的局域是最大的，这就决定了手臂的信号更加丰富，而且手臂的信号敏锐，容易监测。采用肌电，通过一个佩戴在手臂上的类似手环电极（神经手环）的传感装置来与设备直接交互。

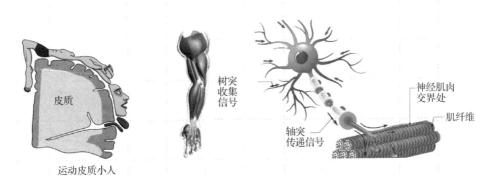

运动皮质小人

这些采集到的神经信号再通过深度学习神经网络进行处理。人工智能中的深度学习是分为三个层次的，分别是输入层、隐藏层和输出层。当输入的数据完成了输入层—隐藏层—输出层的信息传递后，人工神经网络将会通过输出层反馈结果数据，这样就是一个完整的深度学习神经网络运行过程。通过这个深度学习的过程，能够把神经信号解码成我们特定的需求动作，神经手环就可以识别我们手的各种各样的动作。比如，往左挥、往右挥、握拳、松拳、竖大拇指，还有各种各样的你可以想象到的手指动作。

这样的手环到底有什么用处呢？

它最大的好处就是可以做未来的人机交互。我们目前使用手机是一个2D交互的过程，我们在屏幕上用手切换一个窗口，放大一张照片，缩小一张照片，选中了一个东西——所有的操作都需要在手机里完成。我们再深入想象一个场景，未来的AR设备，或者VR设备，只需要用手势来做操作。

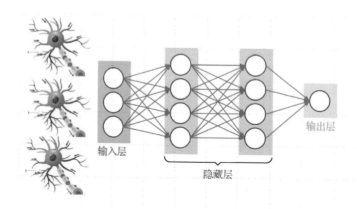

比如说戴着AR眼镜在户外跑步时，我们可以通过小拇指的轻轻晃动来切换歌曲，可能想从"周杰伦"切换到"王菲"，那我们在跑步的时候只需要轻轻地晃动一下我们的小拇指就够了。当我们在咖啡厅里面，戴着AR眼镜选咖啡时，我们可能只需要轻轻地晃动一下我们的食指，就可以从美式咖啡切换到拿铁；然后我们再用食指轻轻点击一下，就可以选中咖啡付费。甚至于我们在咖啡厅里面写报告时，可以空手打字而不需要键盘，因为神经手环知道我们每个手指的不同动作，所对应的不同的字母，这样的话我们就可以直接在一个空的桌子上完成文字输入。

甚至可以不需要动我们的手指，因为我们可以通过大脑给我们的手指发送不同的力道信号。神经手环通过感知这些力道信号，来读取我们的控制指令。

再进一步，我们还能做情感交互。举一个未来交互的例子，一个宅男经常宅在家里，他可能羞于社交，不敢去外面跟各种各样的人打交道。那他可以通过一个VR头盔，跟一些虚拟的角色比如说卡通女孩做交流沟通。这个时候我们如果畅想手环可以识别这个宅男的情感，如他是开心的、悲伤的还是兴奋的，那他就可以直接把他的情感传递给这个虚拟的女孩，实现人与机器之间的感情沟通。记得前几年有一部很有名的电影《她》（Her），电影里人与机器就是将情感作为桥梁来进行沟通的。

现在想象这样一个场景，你与亲人或朋友聊天时，虽然面部表情保持冷静，但是因为你的手环能直接识别你的情感，聊天中对方还是知道了你今天的心情到底是开心还是悲伤，那他/她也会实时对你的悲伤情绪进行安慰。神经手环不单单能进行手势识别，还能判别我们的情感。所以，机器就不单单是"机器"了，它还带有了人的情绪。人机交互也就从机械交互变成了情感加机械交互。这部分涉及情感计算，在本书的第五章我们再对此做更多的描绘。

除此之外，脑机接口的神经手环还能做"反馈"。这是什么意思呢？如果你是一个游戏玩家，你会认同没有反馈的游戏是很不好玩的。比如说，Sony最近有一款手柄就会模拟人的反馈，当你在游戏里面被揍了一拳，或者说发生某个事故的时候，手柄就会震动一下。我们想象这样一个场景，当我们在玩游戏的时候，我们的神经手环也会根据具体情况产生震动，那就是非常好的一个反馈。神经手环还能模拟高温：当VR的虚拟场景在沙漠里面的时候，我们的神经手环会加热。当虚拟雷雨交加的晚上时，神经手环会给我们实时加一些电刺激模拟电击的感觉。这些很真实的反馈，就会使得我们不单单只是进入了3D的体验，同时也进入了一个4D的体验。

我们回到刚才咖啡馆的场景，当我们选中一杯咖啡的时候，如果我们没有收到任何反馈的话，我们经常会感觉心里空落落的，觉得好像还没有完成我们的动作。但是如果神经手环会给我们一个震动反馈的话，那将是一个更好的体验。

随着VR/AR技术的发展，相关的设备从触摸屏Pokemon Go到VR头盔，到AR眼镜，再到AR隐形眼镜，直至未来的全息裸眼。我们会发现这项技术的发展有一个趋势，就是会从计算机视觉摄像头设备慢慢变成神经交互。想象这样一个场景，当你在做手势交互的时候，你并不想一直把手放在摄像头前面，你可能会想把手放在裤兜里，甚至你可能想葛优躺，把手放在沙发边上。这些让你感到舒适的自然的交互都不会有摄像头捕捉你的手部动作。

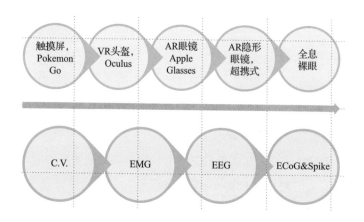

目前，计算机视觉的手势交互技术已经比较成熟，同时随着设备越来越小，是没有地方可以把摄像头放在装载设备中的。这也决定了未来我们肯定会以神经交互的方式来做3D交互。想象一下一个全息裸眼的未来，全新的交互方式，沉浸式的游戏体验，那将是一个多么具有想象空间的画面。

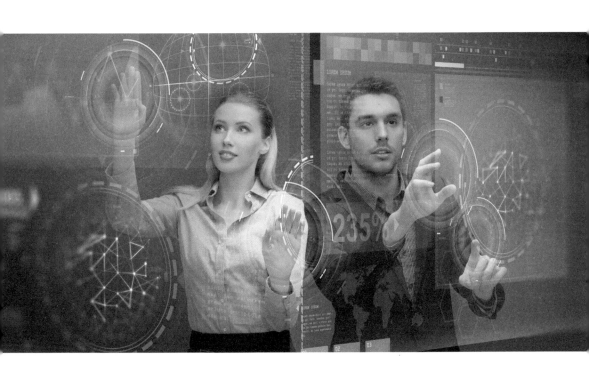

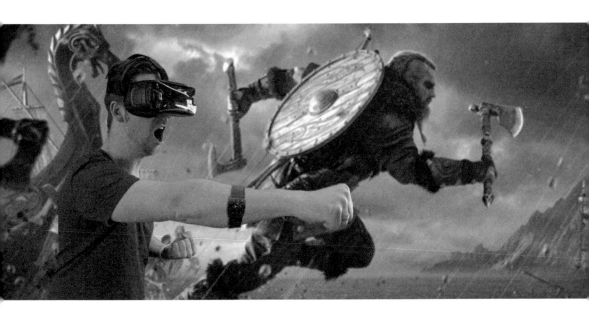

神经手环

所以正如上一节所描述，通过手部动作或者手指轻微晃动进行的交互，是非常人性化的交互，可以跟VR、AR完美结合。每个人都不希望带着VR头盔拿着遥控器玩游戏，那将是非常糟糕的体验。只有利用自然动作，符合人类行为习惯和人体工学的交互，才能真正产生沉浸式的体验。肌电与信息源头的互联以及操控，在人机交互中是非常重要的突破方式，也是最符合人体需求和科技发展方向的领域。

中间还有两个原因，也会更快地促使神经手环进入千家万户。

第一，VR/AR技术的逐渐成熟。这个判断可以从一条验证技术成熟度的曲线中反映出来——Gartner公司每年都会发布当年的曲线来反应本年内各类技术的成熟度。我们可以看到，2017年的时候增强现实和虚拟现实在曲线的位置其实已经接近谷底，之后进入到一个爬坡期；从2012年的一个高峰，来到2017年已经进入了比较稳定的成熟阶段；到了2018年，我们发现虚拟现实（VR）已经不见了，从曲线上消失了，说明它已经进入了一个完全成熟的阶段，此时增强现实（AR）其实仍处在谷底；到了2019年我们发现VR、AR都不见了，证明这两项技术在2019年基本上都进入了完全的成熟期。

所以在2020年之后，Gartner公司更是大胆预测，全球将有1亿人购买AR产品，作为与VR/AR深度嵌合的神经交互设备，其成熟度也刚刚恰如其分。受2020年疫情的影响，人们经常处于居家的状态，这也恰恰促使人们提高了对VR/AR产品的需求。Facebook的VR设备Oculus Quest 2020年卖断货；Oculus Quest 2在2020年9月份面市之后，也在较短时间内卖脱销，证明了Gartner公司这个预测与实际相吻合。

第二，5G的成熟。5G基础设施的完成，为VR/AR流畅和无卡顿使用提供了最基本的保障，为沉浸式交互提供了可能；为VR/AR这些新兴的"交通工具"的顺畅行驶，提供了一条崭新的"高速公路"。

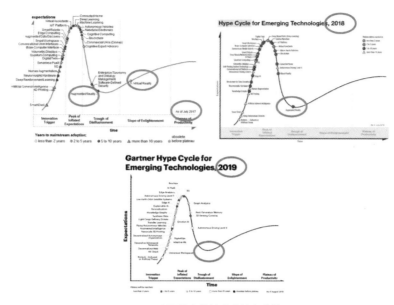

Gartner 公司发布的技术成熟度曲线

当然手环的应用不单单只是做游戏或人机交互，它在物联网和医疗中也有很多意想不到的应用价值，比如人车交互。我们知道开车时候发短信很容易影响我们正常驾驶，如果未来我们只要稍微动一下手指就可以切换开车时候的音乐，切换车的转向灯、电台，或者可以进行其他方面的人车交互操作，那我们开车的时候发短信将不再影响正常驾驶。

再来看看聋哑人的手势识别。我们都知道聋哑人有他们自己的一套哑语，他要做很多复杂的动作来表达他们的思想和意图，普通人只能通过学习他们的手势才能知道他们到底在说什么。未来，假如我们可以通过神经手环，把他们的哑语动作直接解码成为我们熟悉的普通话，那么只要为聋哑人戴上神经手环，我们与他们的沟通就方便多了。

在医院里，医生做手术的时候，两只手因为拿着手术刀没有办法腾出来操作电脑，那就可以让神经手环来"翻译"医生的手势，医生可以通过手势来切换电脑的窗口，放大或缩小他正在使用的心脏内窥镜图像。

神经手环在机械臂的操作上也有很大的作用。比如上肢截瘫的残疾人，可以安装一个机械臂，然后通过佩戴神经手环来控制这个机械臂。媒体上已经报道了可以通过对残疾人的上肢神经解码控制机械臂，从而使得截肢病人可以拿起毛笔写字、弹钢琴，甚至做各种各样其他的复杂动作。

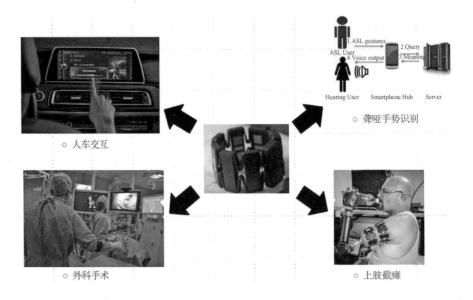

○ 人车交互

○ 聋哑手势识别

○ 外科手术

○ 上肢截瘫

　　我们来总结一下神经科学对于人机交互的本质的影响。我们知道，硬件发展的一个底层逻辑是可以依靠物理学的进步，利用摩尔定律把芯片越做越小。芯片单位面积上的晶体管的数量，可以每1.5年翻一倍。这样我们就可以用同样大小的芯片，通过操作系统实现更多的应用。

　　随着脑机技术和神经科学的发展，通过脑机接口采集到的大脑的各种各样的信息，全部都可以收集在芯片里面。随着技术的进步，我们会发现单位面积的芯片能存储的大脑信息越来越多，解码的神经信号越来越复杂。最终，可以通过一个基于脑机接口的操作系统来实现大脑与应用的直接连接。

　　所以"去中介化"的逻辑链就特别有意思了。我们产生了意识之后，通过一些人为的干预，再通过人工智能来解码转译，把我们的意识直接转变成各种各样的机械运动。体现在刚才我们举的例子中，就是可以直接通过我们的神经信号，去控制机械臂、做人机交互、做游戏操控、做聋哑人手势的识别以及人车交互等各种各样的机械运动，这些都可以通过神经信号的解码来完成。

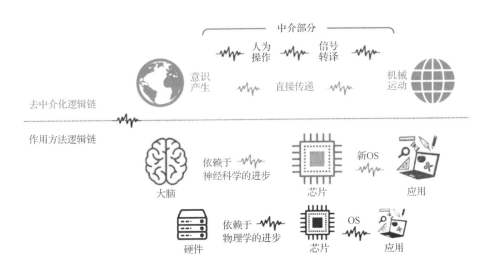

所以任何能够改变基础设施的技术，都必将迎来一轮科技的范式转移，而且也必将铸就一个万亿级的市场。获取脑机接口的信息就像在搭建高速公路，无论你开特斯拉，还是奔驰、宝马，为了达到终点，都必须要在这条高速公路上行驶，其重要性就不言而喻了。下图可以看到2007—2023年的全球智能电子设备出货量（根据艾瑞统计模型核算出的预计值），可见每一轮硬件的升级都会带来大约10倍的出货量的增长，比如平板电脑、智能手机，接下来将是基于脑机接口的人机交互可穿戴设备。

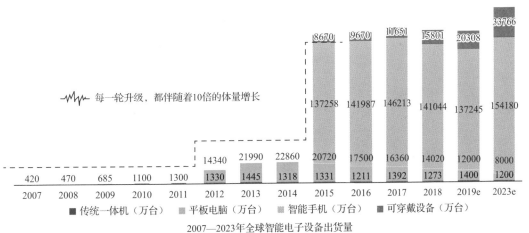

2007—2023年全球智能电子设备出货量

来源：Wind，IDC，Gartner，Canalys，GFK，IHS，综合专家访谈、企业财报、公开市场信息，根据艾瑞统计模型核算。

将宠物思想翻译成人类语言

非侵入式的脑机接口设备不单单可以用来交互，还可以用于进行动物脑电波的监测，比如猫、狗，甚至是马的某些行为特征，都可以用脑电波来监测。

比如，前两年挪威就有一款设备可以监测宠物狗的情绪，如果监测到宠物狗不开心，就可以带出去遛遛，以此来达到对狗的心理健康的观测。人与人之间可以通过语言畅通无阻地交流沟通，但人与宠物之间是没有办法通过语言来交流的，因为有了这样一个设备，使得人与宠物之间的沟通成为可能。

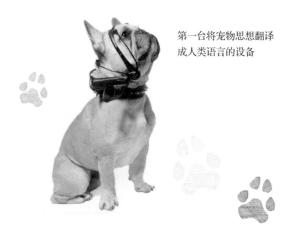

第一台将宠物思想翻译成人类语言的设备

有这么好的一个方式来实现人与宠物之间的沟通，可以极大地提升我们养宠物的体验。这些可穿戴设备可以同时监测心率、脑电波、紫外线等，成为了人与宠物之间的一个非常直接的沟通桥梁，为未来人与宠物的交互，奠定了坚实的基础。

据美国相关研究公司估算，全球宠物电子设备市场规模到2024年将达到至少25亿美元，中国的市场份额将超过20%。中国的宠物电子设备市场在未来2～3年里将实现20%～25%的增长。通过打造宠物智慧医疗场景，进行宠物健康监测、宠物位置监控，实现线上线下服务一体化将变得格外引人注目。

最新的数据表明，中国城市中宠物狗的抑郁症百分比达到25%，这是一个惊人的数字。就是说每四只宠物狗里面，就有一只患有抑郁症，这个数字是远远高于美国的。因为美国的很多饲养宠物狗的中产阶级其实都生活在郊区，所以给宠物提供了很多亲近大自然的机会。但是，在我国，饲养宠物狗的家庭大部分生活在城市的钢筋水泥"森林"里，反而没有办法让宠物狗获得足够舒适的活动空间。

在这么一个广大的宠物农场里面，我们可以通过脑电波来了解宠物狗在放松休息时的心情变化。可以通过卫星导航GPS来对狗狗进行定位跟踪以防狗狗跑丢。同时，我们也可以通过狗狗在农场放松之后的心率、血氧含量，以及它各方面的生理体征数据，来分析它的健康状况。还可以通过监测狗狗的紫外线曝光度，得出狗狗在阳光下的曝晒程度。专注于狗狗的健康改善，每周末的放松之后，通过观察它的体征变化情况，更好地为狗狗的健康提供一个评判标准。我们会认定狗狗的一些可穿戴智能设备在未来会越来越普及，与此同时，

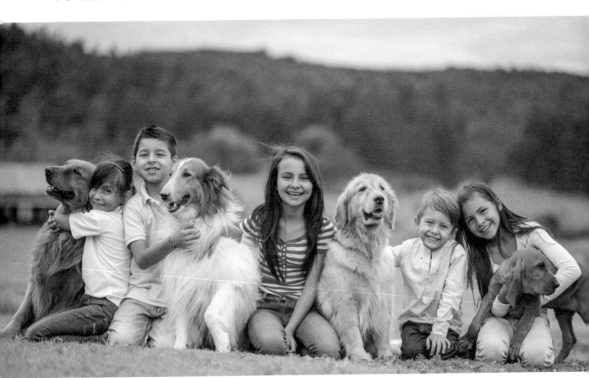

这些为狗狗提供的放松场所也会越来越密集。

宠物农场是一个既符合公司科研需求，同时也满足产品使用场景的创新旅游项目，让宠物主人不仅能体验科学养宠，对宠物情绪进行科学研究，更让宠物主人直观量化地感受宠物在乡村度假和在城市饲养的情绪差别，为科学养宠提供参考标准。

还有哪些大脑神经信号的解码方式

除了之前介绍的，通过神经电信号来解码我们的意识、动作之外，其实其他的物理信号，也可以用于神经意识的解码，比如近红外、磁信号，等等。

首先，我们来聊一聊核磁共振谱（MRI）的一些特点。核磁共振谱可以用来监测特定脑区的一些功能，而且有时候还能用来判断肿瘤的情况。

那核磁共振谱的原理又是什么呢？在正常的时候，氢离子存在着一个无规律的随机运动，被称为布朗运动。当我们外加磁场的时候，这些氢离子因为磁性的关系，就会排列起来。人体内70%都是水，水里面有大量的氢离子，也就是质子。因此，人体就是一个非常适合做MRI的对象。

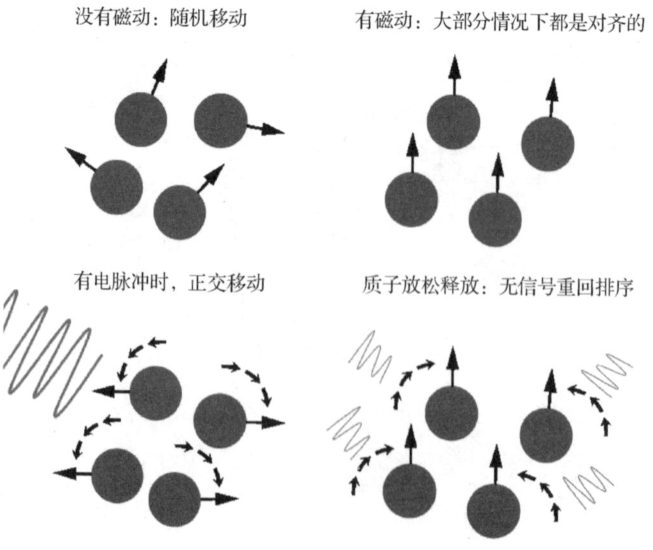

没有磁动：随机移动　　有磁动：大部分情况下都是对齐的

有电脉冲时，正交移动　　质子放松释放：无信号重回排序

　　这些被排列好的质子在外加磁场的情况下，比如有一个特定的脉冲施加影响的时候，它们的排列就会被打乱。当这些脉冲撤掉之后，质子又会重新回到之前排列好的情况。

　　同时，它们会释放一些能量，这些不同的能量可以被核磁共振谱的几个传感器觉察到。通过一些特定的计算，我们就会知道不同脑区的不同能量的释放，也就可以得出脑区的一些不一样的图像。

　　当然，核磁共振谱只是呈现给我们特定时间的图像，它有点像大脑的解剖图。如果想要观察到整个大脑活动的实时变化情况，应该怎么做呢？那需要用到功能性核磁共振（fMRI）。

　　就比如说你要运动你的右手的时候，你的脑区里面会发生这些变化——运动对应的脑区，也就是运动皮层会提高它的活跃度；同时这个地方的血氧也会

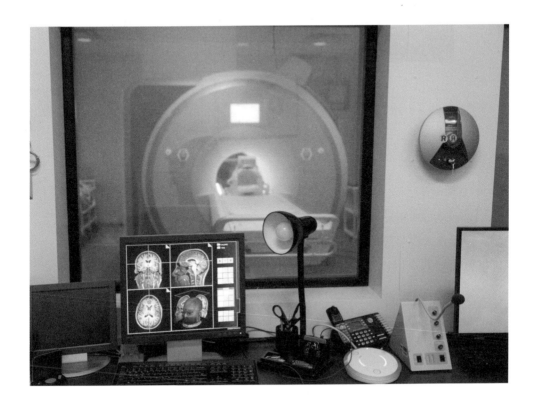

比较活跃。所以说，fMRI通过检测质子松弛时候的能量释放，来判断血氧的变化，如果某个地方的血氧更多，那么这个地方的脑区就会更活跃。这就是血氧水平的依靠度的反应（Blood-Oxygenation Level Dependent response，BOLD）。

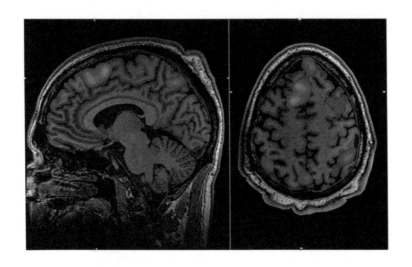

fMRI的一个缺点就是它的时间分辨率不足。因为一般要花好几秒钟才能看到血流的一些变化，而且还需要一些计算时间，所以它的数据收集速度就会变慢。

一般情况下，10秒钟只能收集到一个大脑图像，然后通过图像来分析对应脑区的一些变化，当然，因为记录的频率很低，记录的精准性肯定也会打折扣，但优点就在于它提供了整个大脑反应的信息。

下图总结了EEG（脑电图）跟MRI的对比：可以看到EEG脑电波时间分辨率是比较高的，但是空间分辨率相对会较低；EEG直接监测大脑的活动，而MRI通过一个间接的方法来监测大脑的活动；但是通常EEG只需要一点点的训练就能使用，而MRI需要非常专业的训练才能用，且使用成本比较高昂，同时也不便于携带。

	EEG	MRI	fMRI
时间分辨率	高	低	低
空间分辨率	低	高	高
监测大脑活动	直接	间接	间接
所需专业知识水平	适当训练	专业训练	专业训练
成本	低	高	高
可移植性	可提供完全便携式和半便携式设备	不可移植	不可移植

接下来，我们聊聊近红外和脑磁谱，对这两项技术的介绍主要围绕 Kernel 公司展开。Kernel 公司由布莱恩·约翰斯顿（Bryan Johnston）创立于 2016 年，最开始的时候公司其实是研究偏侵入式的专注于神经假体的技术，倾向于从事脑部记忆力的开发，但公司在 2020 年左右转行做非侵入式脑机接口。布莱恩·约翰斯顿最开始的时候是想跟马斯克一起来做脑机接口公司的，后来合作未能达成，两个人可能想法不太一致，就分别创立了各自的脑机接口公司。

Kernel 公司 2020 年获得 5300 万美元的 C 轮投资，公司全部投资已累计超过 1 亿美元，用于加速研发公司的非侵入式"脑记录"技术。Kernel 公司目前已自主研发出两项脑记录专利技术：Flow 和 Flux。Flow 可探测到大脑皮层的血液流动情况，也就是 fNIRS 功能性近红外技术；Flux 可探测到大脑在进行集体性神经活动时所产生的磁场情况，也就是 MEG 脑磁图技术。

关于 Kernel Flow，布莱恩·约翰斯顿的公司做了一个广告小视频。在这个小视频里面，Flow 可以猜测你现在正在吃什么食物，然后给你提供一些该食物营养方面的建议。它可以监测你的专注力，如果你走神的话它会提醒你要专注做事情，即可以通过相关的脑部信息做一个反馈。Flow 还有一个 Sound ID 的算法，可以猜测你在听什么音乐。Flow 这项技术潜在的应用可以用来帮助瘫痪病人做一些交流，也可以用来跟踪你的一些脑部状态，比如说你的创造力，还有你的焦虑程度。

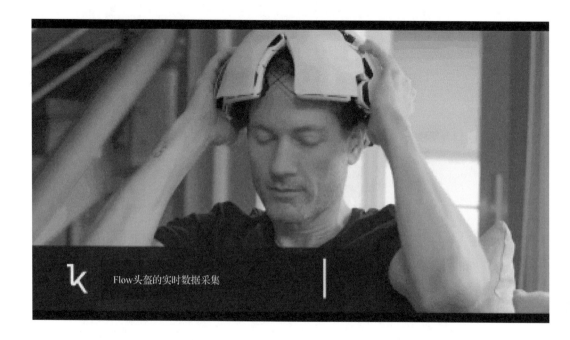

Flow头盔的实时数据采集

Kernel Flow 技术的本质就是近红外技术 fNIRS，Flow 头盔的工作原理是透过头骨发送激光，通过测量血氧水平的变化来记录大脑活动。fNIRS 近红外技术使用光谱法测量大脑神经活动水平的神经成像，是近年来新兴的一种非侵入式脑功能成像技术，主要探测的生理参数是组织中血红蛋白的浓度变化，具有区分氧合血红蛋白和脱氧血红蛋白变化的能力。

说得更专业一点，主要利用脑组织中的氧合血红蛋白和脱氧血蛋白，对 600~900nm 不同波长的近红外光吸收率的差异特性，来实时、直接检测大脑皮层的血液动力学活动。使用 fNIRS，可通过观测这种血液动力学变化，即通过神经血管耦合规律，来反推大脑的神经活动情况，然后通过放置在头上的光源和探测器进行局部血流信号的测量。fNIRS 在几种技术中最大的优势在于其时间分辨率高，意思就是在同样的时间内可以采集更多的数据，比使用 fMRI 技术速度快，空间分辨率比 EEG 技术大，伪影干扰较小且具有便携性。而且，高密度的 fNIRS 可以取得类似 fMRI 的信息含量。

　　fNIRS 适用范围广泛：源于设备使用方便、易于移动、灵活性强，准备工作简单，采集装置易于佩戴，头型与发量均不会对其造成明显影响。其他技术特点比如说运动伪迹不敏感：fNIRS 设备对头部运动不敏感，有多种成熟技术可以识别和有效纠正运动伪影。电磁兼容性好：由于光学组件与电磁场不存在相互干扰，因此 fNIRS 具有很好的电磁兼容性，适用于多模态成像，意思就是说跟脑电波并用的时候不会干扰其使用。时空分辨率高：fNIRS 测量大脑皮层的血氧情况，其厘米级的空间分辨率优于脑电波，可以准确定位产生脑部活动的脑区。fMIR 未来为新的、具有潜在革命性的神经影像学研究铺平了道路，尤其是在

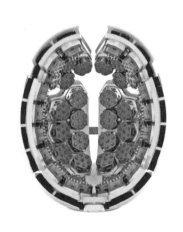

真实世界的认知、社会互动和神经发育领域。而同时兼具安全性和廉价性的 fNIRS 已超越 fMRI，在广泛应用方面具有更大潜力，因此现在可以进行由于先前技术受限而从未进行过的社会神经学类的新研究。

　　Kernel 的另外一个产品 Kernel Flux，是一种通过记录大脑磁场来监测大脑活动的神经成像技术。

　　布莱恩·约翰斯顿举了一个显示器屏幕分辨率的例子，来类比他的两个产品跟 Neuralink 的区别。他表示，可以把 Kernel Flow 看成一个比较粗糙、模糊、分辨率低的显示屏，Kernel Flux 是一个相对来讲比较清晰的 1080P 屏幕，而 Neuralink 则是显示屏中间的一个局部的小圆圈，但这个小圆圈范围内的分辨率可以达到超高清 4K。用显示屏的分辨率来比喻脑机接口技术，是非常形

象的。

　　Kernel Flux没有很多公开的信息，基本上它是一个脑磁图的平台，底层技术是光学泵支持的磁力仪，对内部的脑活动提供了实时的监测，可以监测到比如觉醒、情感、注意力、记忆还有学习的情况。未来，或许Kernel Flux还会给我们带来更多的可能性，让我们拭目以待。

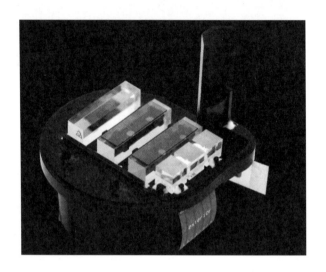

第 3 章

CHAPTER 3

● 互联：

脑机交互
如何走出实验室

脑机接口如何突破商业化的"两大难关"

相比于探讨脑机接口的原理，相信你更关注脑机接口如何尽快走出实验室，它到底有什么实际用处。本章将介绍脑机接口如何突破商业化的"两大难关"。

上一章我们介绍过，脑机接口设备有两种类型：侵入式和非侵入式。侵入式脑机接口虽然技术难度大，但投入这项研究的专家也非常多。"侵入派"代表公司是希望提升人类智力的 Kernel（当然，该公司现在也慢慢涉足非侵入式的研究了）、Paradromics 和马斯克的 NeuraLink。

而非侵入式脑机接口设备安全、技术难度更小，看上去离市场更近。"非侵派"代表公司有瑞士的 MindMaze、加拿大的 Muse 和旧金山的 SmartCap 等，当然我国也有非常优秀的公司，比如杭州的柔灵科技（Flexolink）。

而脑机接口技术要走出实验室，无论是侵入式还是非侵入式，都避不开两大难题：一个是安全性，另一个是便利性。接下来，我们看看从材料科学的角度怎么解决这两个问题。

首先是安全性，众所周知，侵入式脑机接口需要开颅手术，但因此遭受一次开颅手术的体验，相信大部分人都是不愿意尝试的。毕竟开颅手术感染风险很大，还容易造成脑损伤。

2014 年，疯狂的神经科学家肯尼迪（Phil Kennedy）因为找不到志愿者，冒险给自己做了开颅手术，在颅内植入电极。结果那次手术让他一度失去说话的能力。几周后因为颅骨没办法愈合，他被迫把电极拿出来了。

其次，植入什么样的设备也非常重要。比如，犹他电极是金属材料的，像针一样锋利，而大脑却像一块柔软的豆腐。如果长期植入这样的设备，因为大脑的轻微晃动都可能划伤柔软的脑组织，造成脑损伤。

而且脑组织被划伤就会有排异反应，就像我们的手划伤之后会有疤痕一样，大脑里也会有疤痕，这些疤痕会严重阻碍信号的记录和传输。

同时，说到长期植入，我们还要考虑电极能不能和我们的大脑共存，从而长期留在体内。这就需要生物相容性非常好的材料。

那我们怎么能做出既柔软，导电性又好，还无害的电极呢？这时候，材料科学家就出场了。

在纳米材料领域，科学家们已经找到了一些解决问题的思路。这个思路很简单，既然开颅手术风险这么高，那我们能不能不做这个手术呢？我们可不可以尽可能采用一些微创，或者无创的方式植入电极呢？

著名的纳米科学家，哈佛大学的查尔斯·李波（Charles Lieber）教授的研究小组，发明了一种像网兜一样的脑机接口，采用微创手术就能植入大脑。

他们把电极排布到了这个"网兜"上，不用开颅，使用注射器就可以把"网兜"注射进大脑。一旦"网兜"被注射进去，这张网就会张开，可以很柔软地贴合在大脑皮层上，采集高质量的脑电信号。这种网兜一样的脑机接口在小鼠身上已经实验成功了。

如果你想象不到这个网兜的样子，看下面的图片就明白了。

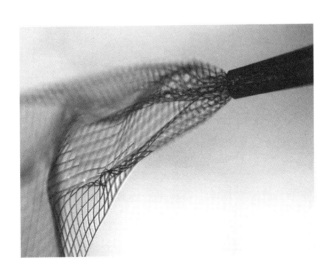

马斯克的 NeuraLink 脑机接口公司，在 2017 年刚刚成立的时候，就宣称他们的脑机接口采用的是这种"网兜"技术。马斯克还给"网兜"脑机接口起了一个很优雅的名字，叫"神经蕾丝"。"蕾丝"就是我们平时说的衣服上的网状半透明织物，你可以想到它的柔软度和舒适度。"神经蕾丝"的名字不是杜撰的，而是来源于一本叫《文明》的科幻小说，小说里的"神经蕾丝"可以上传和下载人们的想法。

总结一下，这种不需要开颅，也能把电极放入大脑里的"中间派"，我们叫"半侵入"或者微创脑机接口，是目前最前沿的技术。

纽约有一家公司叫Synchron，专注于瘫痪患者康复相关设备的研究，他们做了一种很像心脏支架的电极，也是一种"半侵入"的脑机接口，顺着血管就可以把支架放入大脑中。这个支架叫作Stentrode，表现得像个血管支架，其实是可以穿越血脑屏障的脑机接口。2021年初，Synchron公司获得了由硅谷风险投资公司 Khosla Ventures 领投的4000万美元B轮融资，整体融资金额5900万美元。其旗下产品也已获得FDA相关审批，能够上市了。

Stentrode™产品是一种微创脑机接口，它也是人类第一种被证明能对ALS（肌萎缩性脊髓侧索硬化症）病人进行辅助治疗的产品。目前，病人可以通过安装这种脑机接口设备来实现打字、发邮件、购物，甚至在银行里开户。病人只需要通过他的"想法"（大脑的运动皮层）完成上述操作，而不需要任何肢体动作。为了可以监测到运动皮层的电信号，这个布满了电极的支架就通过皮下植入，直接延伸到了运动皮层附近的血管。这个产品已经在临床试验中被证明具有安全性和有效性。目前，该产品可以进行无线传输，来控制触摸屏、鼠标、键盘，以及音频设备。

一方面，科学家们在尽可能地用这些微创，甚至无创手术的方法来解决安全问题；另一方面，他们也在电极材料本身寻找突破。

比如有一种材料，非常适合做成柔性电极。这个材料叫作石墨烯。石墨你可能知道，是非常好的导电体。但是石墨烯呢？简单来说，就是非常薄的石墨片，最薄可以达到每层只有一个碳原子，大概比头发丝的1/40000还要薄。

石墨烯和石墨一样，导电性非常好，而且因为它可以做得非常薄，电子的穿梭速度很快，能达到光速的1/300，导电速度比铜、银材料快多了。

"薄"的好处当然不止导电性强，它必然会很柔软。达到纳米级的石墨

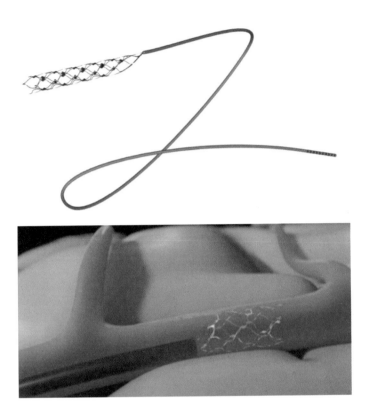

烯，几乎和丝绸一样柔软，不仅不会伤害脑组织，还可以非常贴合地覆盖在大
脑皮层上。

说到"薄"的好处，我们一般就会想到，薄的东西都很脆。但石墨烯却不
是这样，它的机械强度非常高，几乎是钢铁的200多倍。虽然它很柔软，但你
仍然拉不断、砍不断它。

石墨烯电极导电性能好，柔软又有韧性，那会不会对大脑细胞有毒害呢？
并不会，因为它的生物相容性非常好。甚至有实验证明，石墨烯会助长神经突
触的发育，也就是说，它能促进大脑生长。

所以，材料科学是解决脑机接口安全问题的重大突破口。这也是很多材料
科学家，选择投身脑机接口技术的原因，他们不仅有能力研发柔性电极，还能
够研发创伤很小的脑机接口设备。

　　未来的脑机接口技术，应该是以微创植入的方式为主，并且需要考虑种种因素。其中最重要的是安全问题，特别是脑机接口跟脑组织的生物相容性，以及是否可以永久性植入（比如FDA的要求是10年内不会产生排斥反应）。还需要考虑能否保证不会让生物组织在电极外面结疤，从而影响电极的信号。另外，需要考虑费用是否可以让人们承担得起。除非满足上述全部要求，不然脑机接口还不会普及大众。未来，脑机接口植入过程应该是完全自动化的。例如，激光近视矫正技术，可能只需要几秒就结束了，而且没有任何副作用。同时，相关的神经外科医生的数量也要跟得上，这样才能满足未来人们想要通过接入一个脑机接口设备来提升自己智力的需要。

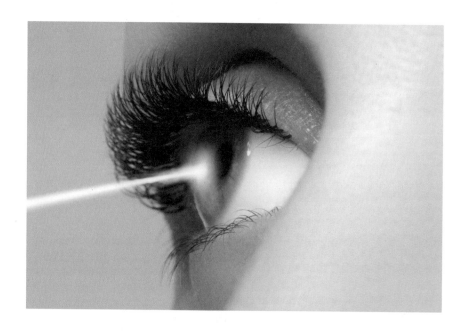

"电子文身"

　　说到这里，你肯定发现了，"侵入派"为走出实验室做了很多努力，但是怎么没见"非侵派"的身影呢？

　　像我们上一章提到的那样，"非侵派"的脑机接口设备不用植入大脑，安全性没有太大的风险。他们亟需解决的是便利性的问题。

　　最典型的"非侵派"脑机接口，是医院里的脑电图（EEG），但它肯定没办法在生活中使用。这种设备很重，使用起来非常麻烦。要做可穿戴的电子产品，我们需要减少脑电图（EEG）的电极数量，减轻电极帽重量。简单来说，我们的目标就是努力把设备做到越来越小，让脑机接口设备佩戴起来更轻便、更舒服，尤其是能够符合长期佩戴的需求。

　　2018 年初，美国消费性电子展（CES）现场，已经能够看到一些相对轻便的脑机接口设备了。比如，尼桑公司展出的用于开车的一个头戴式脑机接口设备，看起来像一根运动发带。

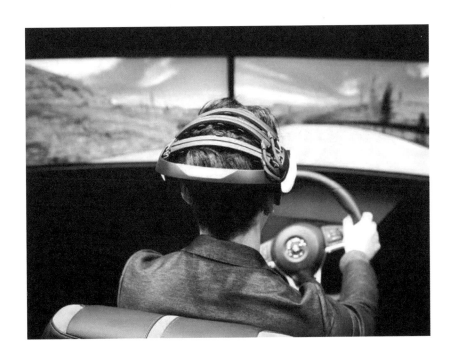

　　这个设备是干什么用的呢？你可能马上想到是不是可以用来自动驾驶？很遗憾，现在还没有这么高级，不过它可以通过采集驾驶员的脑电波，预防驾驶事故。它利用的是开车时身体行为反应比大脑慢的原理。

科学家发现，在紧急状态下，大脑释放脑电波比身体反应要早0.2~0.5秒。这个时间听起来非常短，但如果车速到了160公里/小时，0.3秒内可以产生8米的刹车距离，如果能有提前反应，把脑电波直接传给刹车装置，很多事故就不会发生。所以这个产品放在刹车场景下会非常有用。

梅赛德斯—奔驰公司在2021年也刚刚开发了一项新的脑控汽车技术。当然，目前它只是停留在概念汽车的阶段。其实，奔驰采用的是一种叫作SSVEP的脑控技术，通过视觉皮层来激发大脑皮层电位。驾驶者只需要通过眼睛的注视，就能够控制屏幕上的某些特定的功能键，以此来达到控制汽车的目的。

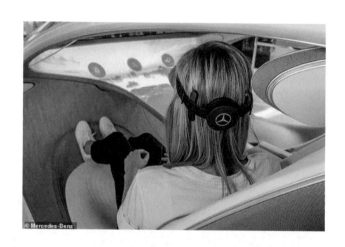

不过，尼桑和奔驰设计的头戴设备其实做得还不够小，在平时跑步、瑜伽、冥想的时候，还能勉强接受，但是睡觉的时候，人们肯定不想在头上戴任何东西。市面上的睡眠监测产品，很多也使用了头戴式设计，这些设计刚推出的时候很火，但很快"热"劲就过了，因为那些睡眠监测产品还是太笨重了。

波士顿公司的MC10是世界上最小的脑机接口设备之一，是用纳米材料做的。他们能把电极做得就像文身贴纸一样，可以直接粘在皮肤上，我们叫它"电子文身"。这家公司是美国国家科学院院士约翰·罗格（John

Rogers）教授创立的。毫不夸张地说，罗格教授是柔性电子领域最顶尖的专家。

这类柔性脑机接口设备使用起来很方便，只需要贴在脑门上就能采集脑电信号，并且我们也感觉不到它的存在，很适合长期佩戴。哪怕是进行一些高难度的瑜伽动作，它也可以和皮肤贴合得非常好，轻便又不影响美观。要是做成一次性的，只用清水就可以轻易洗掉。所以用MC10就可以很好地进行睡眠监测，不单单可以做到精准的监测，同时还不会因为佩戴不舒适，而影响睡眠。

有关睡眠的科学

上一节我们提到MC10可以监测睡眠，那睡眠对于我们人类到底有什么益处？这个问题听起来好像有点老生常谈，但因为最近几年来脑电波技术，以及可穿戴设备、5G、新材料等跨行业技术的迅猛发展，使得人类终于有机会去窥探睡眠这一古老的人体现象。虽然说睡眠伴随着我们人类的整个进化发展史而存在，而且人类每天都要花1/3的时间在睡眠上面，但是我们对睡眠的了解还是极其匮乏的。相关的研究也只是到了最近二三十年才得到迅猛发展。接下来将聊一聊与睡眠现象有关的一些新的研究方向，因为这些相关技术的研究都跟脑机接口息息相关。

为了了解睡眠，我们先来看一看贡献睡眠的两个主要的因素：第一个是睡眠节律，我们在下图中可以看到，节律（红色的线）的周期大约是24小时多一点点，就是一个周期。一般节律在中午的时候达到最高点，在午夜的时候进入最低点。节律跟温度息息相关，后面我们会提到。另外一个决定因素叫作睡眠的推动力或者睡意累积的量化指标——腺苷（蓝色的线）。腺苷从早上我们醒来的时候就会开始累积；等到晚上我们睡着的时候，它的值就会开始下降；到第二天早上我们再次醒来的时候又开始累积。所以说，腺苷在我们清醒的时候会一直累积，特别是，晚上如果我们不睡的话它也会继续累积。我们的睡眠会被节律和腺苷这两种因素所主导，可以看到，在大约晚上11点的时候，有一个最高的腺苷积累值，同时我们的睡眠节律也达到最低点，这个时间段就是我们最想进入睡眠的时候。

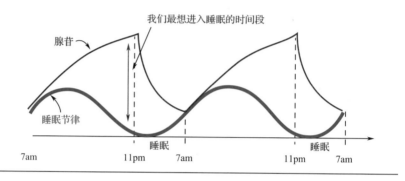

睡眠跟两种荷尔蒙化学分子息息相关，一个是皮质醇，一个是褪黑素。皮质醇在我们每天早上醒来的时候就开始分泌，主要由肾上腺分泌。当皮质醇开始分泌的时候，一个生物"闹铃"就会被设定。大约12~14个小时之后，另外一个荷尔蒙——褪黑素就会从松果体里分泌出来，所以你会发现皮质醇跟褪黑素处在一个周期性的，但是又相互颠倒的关系中。他们都是身体内循环的非常重要的荷尔蒙，分别代表着白天和黑夜。

褪黑素一般是在黄昏的时候分泌，而且它也被光线所左右，它会让我们的节律时间从24.5小时调节到24小时。褪黑素引导睡眠的开始，但是它并不能有效帮助睡眠。我们把睡眠比作运动场上的赛跑运动，褪黑素就像是一个宣布比赛开始的吹哨员。褪黑素本身对提高睡眠的帮助是非常有限的，研究发现，一天之中褪黑素可以延长睡眠时间大约只有3.9分钟，对提高睡眠的有效率为2.2%。但是市面上却有很多关于褪黑素对睡眠有帮助的广告，并且因为褪黑素是非处方药，所以质量更是良莠不齐，比如以前的脑白金产品，鼓吹可以改善睡眠，其实是一些没有经过科学严格论证的营销噱头。而且最新的一些研究表明，褪黑素对青春期的荷尔蒙分泌紊乱也有影响。这里因为篇幅的缘故就不展开说明了。

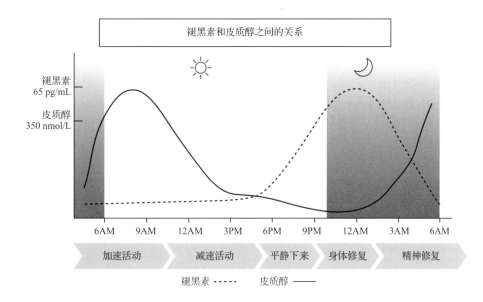

"光"是对睡眠或者说对节律最关键的一个因素。因为光会刺激眼球内的光敏感黑视蛋白神经节细胞（Melanopsin Ganglion Cells），这类细胞对包括蓝光、黄光在内的整个光谱都很敏感，特别是对蓝光更加敏感。当神经节细胞被激活了，它会同时激活脑腔里的视交叉上核（Suprachiasmatic Nucleus，SCN）—— 而视交叉上核恰恰是整个睡眠的中枢时钟。

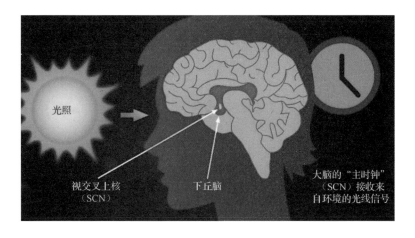

蓝光虽然是激活神经节细胞的一个最敏感的波长，但并不是说只有蓝光

才能激活神经节细胞。每天早上，当我们醒来的时候，激活神经节细胞非常关键，因为只有激活了神经节细胞，才会激活视交叉上核，让皮质醇得到释放，从而也会让褪黑素在12~14个小时之后释放。可以简单地认为，蓝光或者太阳光基本上控制了睡眠节律，以及皮质醇、褪黑素的释放。每天早上起床之后，出去晒晒太阳。在没有汽车车窗或者房屋玻璃窗隔离的情况下，无论是通过阳光直射还是折射的光照，都会对我们节律的调节起到非常关键的作用。如果隔着玻璃，光的强度会减弱至原来的1/50，获得的效果也会大打折扣。

再来说说温度，温度也是一个非常关键的对睡眠产生影响的因子。一天之中，人的体温随着节律的变化也会出现24小时的波动。体温达到最低值的时候是在醒来之前的0.5~2小时，比如你在早上7点起床，那么你的体温最低点就是在清晨5点到6点之间，而体温最高点一般在傍晚6点。一个非常好的调节时差、改变自己节律的方法，或者说加速进入睡眠并延长睡眠时间的方法，就是在体温最低点的前后4~6个小时做调节干预。比如，在体温最低点出现之后的4~6小时，接受光照、吃饭或者运动，都会把你的生物钟调前，你会在隔天入睡得比较早，而且起床也会比较早。这个原理其实就相当于你乘坐飞机在地球上往东飞行进入一个更早的时区。

但假如在体温最低点出现之前的4~6小时接受光照、吃饭或者运动，那就会拖慢你的生物钟，晚上就不太容易睡得着，生物钟会往后调，其实就相当于你乘坐飞机向西飞行进入另一个时区。

我们也可以有意识地去改变我们身体的温度，以此来改变自己的节律。因为在体温最低点出现之前的时间内，我们的体温一直是在下降的。如果在体温最低点出现之前的4~6小时，比如在晚上11点的时候，洗一个热水澡，就会让身体的热量释放出来，使体温降低，就会让我们的身体更快达到体温的最低点，这样就会加速入眠。同样的道理，如果在第2天早上七八点的时候，洗一个冷水澡，或者进行一个冰浴（冰浴曾经比较流行），因为这个时候体温是在上升趋势中的，冰浴会进一步加速体温升高，使体温从最低点快速攀升到最高

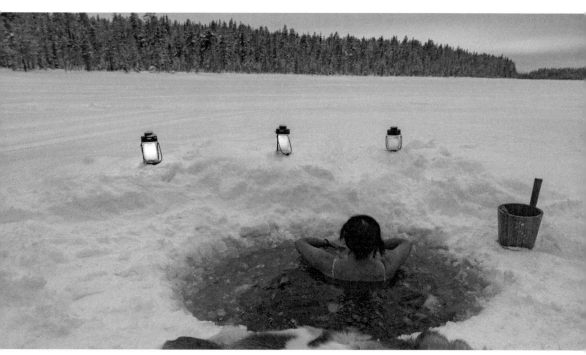

点，这样就会加速节律往前走，第二天晚上就会更早入睡。

　　酒精对睡眠也有很大的影响。酒精本质上并不是一个助眠的好帮手，它的属性其实更偏向于镇静剂，而且它会让我们的睡眠碎片化，它会阻止我们进入梦境（REM）睡眠。酒精对我们的生长荷尔蒙分泌以及雄性激素的分泌都有很大的影响。当我们过量饮酒的时候，梦境（REM）睡眠会在上半夜睡眠早期的时候缺失，但是会在接近第二天早上的时候，也就是睡眠的下半夜反弹。因为每天晚上我们的REM睡眠百分比是大致固定的，所以说如果上半夜没有做梦的话，我们下半夜就会有很多梦，特别是在清晨6~8点的时候。我们永远没有办法弥补因为上半夜的梦境睡眠的缺失对我们身体所带来的一些伤害，只有梦境睡眠在整个晚上的分配比较合理的时候，我们才能充分享受到它为身体提供的一些修复机能。

　　咖啡或者茶叶里面所含的咖啡因也是会对睡眠产生影响的一个很重要的因素。前文中提过，每天当我们醒来的时候，身体的腺苷就会开始累积，而且腺苷会作用于我们的腺苷受体，当足够多腺苷作用在受体上面的时候，我们就会感觉到睡意。但咖啡因摄取太多之后，它会把腺苷受体上原本属于腺苷的位置霸占了，这样的话新产生的腺苷就没有办法跟受体结合了，人也就不会感觉到睡意。但是当咖啡因排泄出体外，效果消失了之后，大量的留在大脑里的未经结合的腺苷就会纷纷跟受体结合，这个时候就会感觉到非常大的睡意反弹，相应的也会觉得非常疲倦。

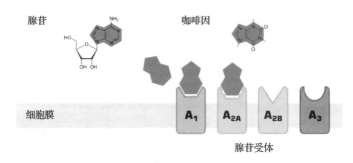

睡眠跟免疫系统也有关。自然杀伤细胞（Natural Killer cell，NK）是机体重要的免疫细胞，它不仅与抗肿瘤、抗病毒感染以及免疫调节有关，而且会在某些情况下参与超敏反应以及自身免疫性疾病的发生，能够识别靶细胞、杀伤介质。如果睡眠时间从正常的7~9小时减少到4小时，NK细胞就会减少70％。

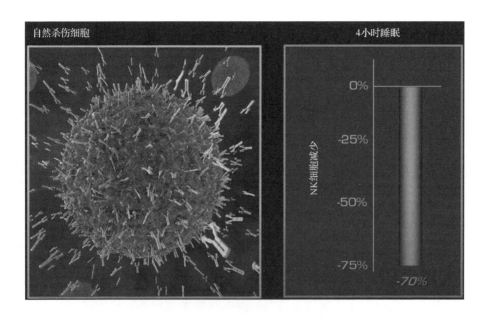

睡眠跟肥胖症也有关系。不够充足的睡眠会导致瘦蛋白的减少以及饥饿素的增加：我们知道，瘦蛋白（瘦素）的作用是借由抑制食欲来调节能量平衡，而饥饿素会让我们产生饥饿感。缺乏睡眠也会导致我们对食物的偏好发生变化，会更喜欢吃碳水化合物以及简单的含糖食物。同时，在MRI核磁共振谱底下，不够充足的睡眠会导致我们控制原始欲望的伏隔核（Hedonic Center）比较活跃，控制"理性"的前额叶皮层关掉，身体也更加会受掌控原始欲望的边缘系统所控制，变得没有办法抵挡诱惑，去吃更多的巧克力、简单的含糖食物而不是绿叶食物，从而导致我们变胖。

说了这么多因睡眠不足而产生的负面影响，那有没有一些比较好的保健方法呢？我们来看一看。

比如说，把温度调得合适。最理想的睡眠温度是65华氏度，约18摄氏度，这个理想温度可能会比我们想象中低一些，但其实可以很好理解，因为这个温度可以让我们的体温尽快到达最低点，所以低温空调可以加速我们进入睡眠。另外一个就是灯光的控制，我们一直强调灯光对睡眠和节律有重要的影响。所以说我们在早上的时候，要尽量接受光照，特别是蓝光。在晚上的时候应该尽量避免蓝光，特别是在睡觉之前，最好是把灯光亮度调至平时的50%。而且此时的光最好是红黄光，比如篝火、蜡烛。

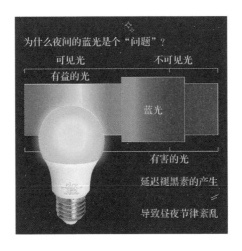

此外，因为咖啡因会对睡眠产生重要影响，所以我们最好在睡觉之前的12小时以外喝咖啡，12小时之内尽量不喝。如果晚上12点睡觉，那你最好在中午12点之前喝咖啡，中午12点之后就少喝咖啡。特别是对于咖啡因比较敏感的一些朋友，更需要注意。

我们大部分人可能经历过失眠，当睡不着的时候，建议不要在床上一直翻腾。可以先离开你的卧室，去做一些其他你想做的事情，转移注意力，比如冲个热水澡，等到困意袭来再回到房间上床休息。不要有太多的心理负担，也不要跟你的身体去做对抗。用这样的方法就可以把你的睡眠时间与你的活动时间完全区分开。另外一个重点就是要严格管理24小时的生物钟，避免在白天有太多的"小睡"，同时还要每天准时、准点上床和起床。

另外，我认为冥想也是一个非常有用的方法。因为它会让我们从活跃的状态中快速进入一个比较平静的状态，从脑机接口技术角度来讲，冥想可以让我们进入到一个类似于睡眠的脑电波状态。通过这样的方法，也可以让我们更快进入睡眠。当然，除了冥想之外，瑜伽休息法（Yoga Nidra）、自我催眠法（Self-hypnosis）都是非常好的能让我们进入平静状态的自我调节手段。

当然，还有更专业的方法。比如对于一些睡眠障碍比较严重的人，可以采用行为认知疗法，也就是所谓的CBTI（Cognitive Behavior Therapy for Insomnia）疗法。它以8个星期为一个疗程，对比于安眠药的一个短期效应，CBTI疗法能更有效地防止失眠症的复发。

脑机接口与睡眠调节

在前面的内容中，介绍了与睡眠研究相关的最新进展，并给出了改善睡眠的生活小建议。下面，我们来介绍睡眠的两个最主要的阶段——深度睡眠和快速眼动睡眠，也就是梦境（REM）睡眠，以及怎样通过脑机接口技术来研究人类的脑电波。

我们知道睡眠一般都可以分为轻度睡眠、深度睡眠和梦境睡眠，这之间其实经历了五个阶段，见下图。睡眠过程从清醒过渡到第一阶段、第二阶段、第三阶段、第四阶段的睡眠之后，再跳回梦境睡眠（REM），然后再重复。完成这个周期的时间一般是90分钟。第三阶段跟第四阶段一般我们称之为深度睡眠。不同的睡眠阶段对应着不同的脑电波的频率，这里我就不展开说明了。

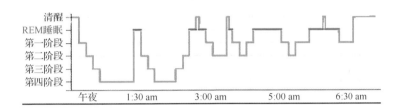

深度睡眠与我们很多身体机能都有非常密切的关系，如果深度睡眠被剥夺了，我们大脑的运动和记忆单元就会受损，血糖的调节也需要很多的深度睡眠。在深度睡眠期间，乙酰胆碱这种跟专注有关的化学分子会减少得比较多，去甲肾上腺素——与警觉度和运动欲望有关的化学分子少量活跃。同时与快乐和舒适度有关系的血清素，就会特别多。而且深度睡眠一般在每天晚上上半夜的时候出现的比例比较高，在下半夜的时候一般梦境睡眠出现的比例比较高。

同时，深度睡眠与记忆密切相关。人类在学习之后，所学到的知识会暂时储存在一个"地方"——海马体，经过睡眠特别是深度睡眠之后，这些知识才能从海马体转移到大脑皮层进行永久保存。就有点像电脑得到一些信息后，先把信息放在内存中，之后再把信息从内存中转移到硬盘上进行永久储存。在睡眠期间，脑电波中会有一个非常大的纺锤波（Sleep Spindle），这个纺锤波一般与学习相关。而且慢波睡眠就是我们所说的深度睡眠，跟运动、学习记忆以及对知识细节的记忆，都有很大的关系。当科学家把小白鼠的慢波睡眠剥离时，它对于细节知识的学习内容就会忘得很快。同时，深度睡眠对于培养创造性思维也有关系。

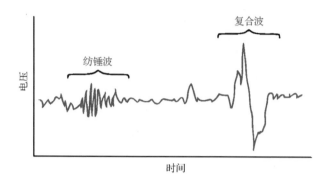

另外一方面，REM 睡眠也非常重要。因为 REM 睡眠是一个免费的"精神治疗医生"：比如过去你有什么不愉快的、不开心的经历，当你梦到类似的事情的时候，因为在 REM 睡眠中肾上腺素没有分泌，而肾上腺素是跟压力、害怕以及焦虑情绪相关的一种荷尔蒙，所以此时你不会感到有压力，在梦境里对类似的经历不会感到害怕和恐惧。那么接下来你在清醒的时候，再次回忆起这件事情时就不会再感觉到有压力或者不良情绪。所以，相当于 REM 睡眠给我们做了一个免费的精神治疗，慢慢地，我们就可以把这些不良情绪，从对这个不愉快的、不开心经历的记忆里面剥离开来。

REM 睡眠期间，血清素和肾上腺素缺失，乙酰胆碱浓度上升。除此之外，REM 睡眠也是长寿的一个预测标记，每减少 5% 的 REM 睡眠，就会增加 33% 的死亡率。另外，REM 睡眠与生长荷尔蒙和雄性激素都有非常大的关系。

REM 睡眠跟脑机接口也有着千丝万缕的关系。我们来聊聊有点科幻色彩的实验：盗梦空间。怎么样通过脑机接口来跟处于梦境中的受试者互动，以及怎么样来植入梦境。

清醒梦境（Lucid Dream）是一种独特的梦境体验，做梦者能够清醒地认识到自己在梦境中，甚至进一步控制梦境的内容。尽管清醒梦境比较少见，但通过训练可以增强这种识别自己处于梦境中的能力，甚至具备某些控制梦境的能力。之前有少数研究试图通过光、冲击和声音等刺激与正在清醒梦境中的人进行交流，以"进入"他们的梦境，但这些研究只记录到了轻微的反应，并不涉及复杂的信息传递和交流。

我们来举一个由美国西北大学主导，同时在德国、意大利、法国、荷兰的实验室进行的实验。研究人员首先通过解释清醒梦境的工作原理，并演示在睡梦中会表现出的线索（声音、灯光或手指敲击），来训练他们如何识别自己处于梦境中。然后通过对话询问睡眠者在训练中从未听说过的问题。

从口头提问到闪烁的灯光，每个实验室使用不同的方式与受试者交流。受试者被告知要进入清醒梦境，并以特定方式（例如向左动眼睛三次）来回答问题。

当受试者入睡时，研究人员通过给受试者配备的带有电极的脑电图头盔来监测他们的大脑活动、眼睛运动和面部肌肉收缩。

这里举两个例子。第一个例子，研究人员通过一个小音箱来与梦境中的受试者对话，问："你会讲西班牙语吗？"，受试者听到这句话的时候确定是睡着的。当他醒来后回忆，梦见自己在一个派对上，听到上面的问题的声音是从外面传进来的，这个时候他通过脸部肌肉的收缩，来回答"不"（特定肌肉的不

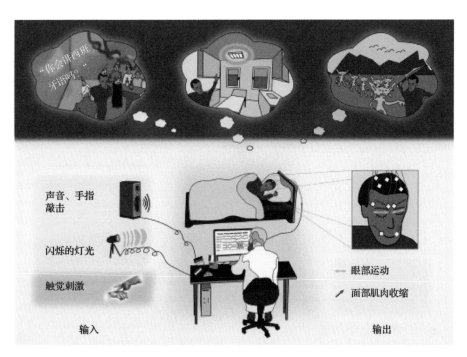

同收缩可以表达"是"与"不"两个答案）。实验人员通过观察他睡眠时候，脸部肌肉的收缩，就知道他已经听到了他们的问题，而且给出了答案。

另外一个实验也非常有趣，研究人员通过一个闪烁的灯光，来给受试者发送摩斯密码，通过长长短短的闪烁的灯表现摩斯密码的点和线。受试者在接受这些信号的时候，也是睡着的。当他醒来之后回忆说，他在梦境里处在一个房间中，看到了房间里的灯光一直在闪烁，而且他通过灯光闪烁的频率，认得这是摩斯密码，他从这些摩斯密码中解读出"4 减去 0"的信息。他通过动眼睛 4 次，来告诉研究人员答案是 4。相关的眼睛的转动会被记录为眼电（EOG）信息。研究人员只要看到 EOG 的记录，就知道他给出答案了，参考下图。

所以我们看到，通过脑机接口的不同交互手段，研究人员不单单可以把信号传递给梦境中的受试者，同时受试者也可以通过特有的一些方式，比如说眼睛的转动、肌肉的收缩，来回答研究人员提出的问题。其实这就是一个非常有意思的梦境与现实的互动，我们再来看另外一个研究。

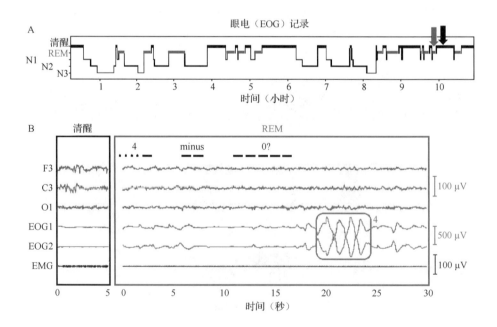

　　另外一个例子来自美国麻省理工学院（MIT）的一个叫做 Dormio 的项目，这个项目研究通过寻求一种合适的手段来植入梦境，并命名为有目标性的梦境植入（Targeted Dream Incubation）。研究人员首先选择了一个时间窗口，就是在清醒与入睡之间。我们都知道人在清醒的时候，因为受到意识和前额叶皮层的控制，具有创造力的以及一些天马行空的想法一般都难以产生。但是在梦境可以被控制的情况下，我们只要给出一个梦境的引导语，就可以促使受试者朝着我们想要的方向去发挥他的创造力，让他根据我们的指引在某个方向上进行无意识的、肆无忌惮的畅想。这样的话，就有可能在某个方向上产生新的创造。

　　在刚刚入睡的时候恰好就有这么一个窗口期，叫作睡眠临界态（Hypnagogia），这是一个半清醒半睡眠的状态。据说爱迪生还有特斯拉，他们为了让自己更加具有创造力，都会经常在小睡打盹的时候，尝试进入这个所谓的睡眠临界态。比如把一个铁球拿在手上，当他们入睡之后，铁球掉在地上的声音就会把他们吵醒。这个时候刚刚好就经历了这么一个入睡前的中间状态，也就是说既不是清醒状态，但同时又不至于完全入睡，这个睡眠临界态就有可能让他们产生一些更加有意思的想法。

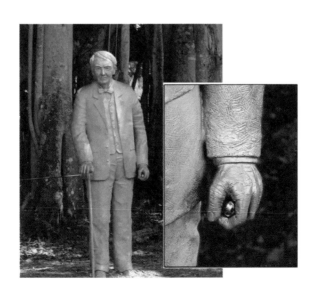

前面我们介绍过清醒梦境的例子。清醒梦境一般情况下是在每个睡眠周期末端出现REM睡眠时候的定义，就是说我们在REM睡眠阶段如果能意识到自己在做梦，那么此时的梦就是清醒梦境。但MIT的这个项目实验是在睡眠临界状态中进行的，跟清醒梦境有一些小的差别。

最初研究人员可以通过肌电传感器、脉搏传感器、皮电传感器来判断睡眠临界状态与入睡前幻觉。实验过程是这样的，通过受试者手上的设备来监测肌肉电位、心率、皮导，以判断他是不是进入了入睡前幻觉。当判定进入这个状态的时候，旁边的社交机器人就会开始启动，社交机器人会给受试者一些引导语，让他可以进入到某种梦的场景。这样的话就达到了梦的引导目的，在进入似睡非睡状态后的1~5分钟，轻轻唤醒受试者，然后询问他梦到了什么，之后受试者再次入睡。这个过程反复几次，最终根据受试者被唤醒后的描述，发现梦的引导的精准率达到了60%以上。

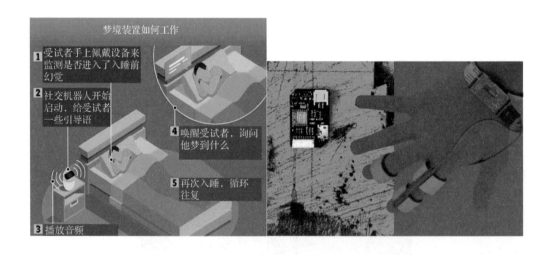

梦境睡眠对创造性的影响，其实早有根源。在弗洛伊德写《梦的解析》（*The Interpretation of Dreams*）的时候，他就已经表示过，每天晚上的梦境其实是对白天经历的各种各样的人和事物的重新排列组合。这句话的意思就是说，梦境其实是一种再创造，或者是一种创新性的来源。比如说化学苯环六边形结构的发现，再比如说很多世界名曲的谱曲，都得益于作者在梦境中所获得的灵感。但因为梦境存在的随机性，导致我们一直以来没有办法获得我们想要的梦境，或者换个说法，我们一直没有办法精准地通过既定方向的梦境去迸发灵感。"控制的"和"随机的"这对矛盾中间，需要找到一个平衡，在经过有控制的引导之后，让梦境在特定方向进行天马行空的创造，这才是我们需要的。所以无论是刚才我们讲的清醒梦境实验，还是 MIT 的入睡前幻觉实验，其实都想说明一点，那就是人类已经开始在对梦境睡眠的引导方面做出了一些小的尝试。而且我们希望因为脑机接口的发展，特别是一些便携式的可穿戴脑机设备的发展，使得我们可以更加量化地来了解，无论是 REM 睡眠，还是入睡前幻觉的各种各样的生理指标，以此来进行更加有针对性的梦的引导实验。

睡眠辅助和疾病早筛

前面聊了很多实验室里的睡眠实验，那回到日常生活，我们又该怎么样用脑机接口来监测并辅助睡眠呢？在上一小节中，我们聊到了很多因素都会影响到睡眠，比如光、温度，但其实还有各种各样的外界因素都会影响到睡眠。所以，我们接下来再通过脑机接口和物联网 IoT 设备来做更多的了解。

我们畅想一下在未来物联网的世界会发生的一个场景。比如说，小芳今天中午要去机场，她上车的时间大概是 1 点 30 分左右。在车联网时代，她驾驶着一辆 L4 级自动驾驶汽车，这辆车可以在完全没有人控制的时候，根据 GPS 到达目的地，也就是机场。

小芳上车以后就有时间进行一个午休。探测脑电波的可穿戴设备得知小芳开始准备睡觉了，系统就根据脑电波的情况，控制车上的各种各样的物联网设备。前面的章节中说到灯光对睡眠的影响很大，这个时候灯光就会自动调节成橘黄色的睡眠灯光。之前也提到过温度对睡眠的影响也很大，所以汽车的温度调节成 18℃，同时启动床的震动模式，在 1Hz 的震动频率上面引导入眠。在小芳慢慢进入睡眠的同时，车窗的颜色自动调成棕色，启动薰衣草的香薰，在枕头里面设置"粉红噪音"的音乐结合双耳节拍，同时进行一定的颈部按摩。当脑电波设备察觉到小芳进入睡眠状态时，会根据脑电波的一些频率参数，给小芳做一个睡眠的测评，如果测评分数比较低，空调的温度会继续维持；如果睡眠分数超过80分，空调就会调到21℃并保持稳定。1.5小时之后，也就是3点钟，自动驾驶汽车到达机场，而1.5小时刚刚好是睡眠的完整周期，小芳经历了从清醒到深度睡眠再到REM睡眠的一个完整的睡眠周期。这个时候，通过监测脑电波还能选择什么时候唤醒小芳，控制闹铃在合适的时间把她唤醒。这个合适的时间不是在深度睡眠，也不是在REM睡眠，而是在浅睡眠。这样小芳就不会因为从深度睡眠中被唤醒而头昏脑胀，同时也不会打断REM睡眠期间美好的梦境（比如梦见一个完美的婚礼）。当她醒来后，她的身体得到了完整的休息，这个时候她的清醒度、警觉度、反应度，都有非常好的提升。所以你看，脑机接口未来跟物联网的配合将是天衣无缝的。而且随着5G技术、物联网的操作系统，以及脑机接口技术的迅猛发展它们之间会得到非常完美的结合。

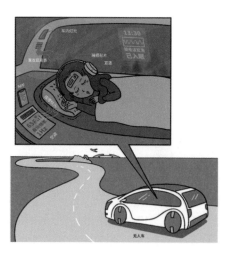
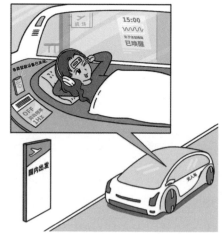

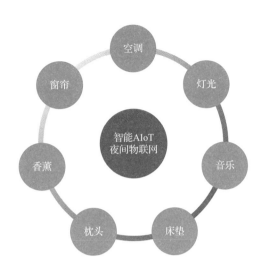

　　接下来我们再来看看更多的畅想，在未来，人类可以通过睡眠来早筛各类疾病，这就是睡眠图谱。在未来，与睡眠相关的一切将有无限的想象空间。随着新技术的层出不穷，比如前面讲到的核磁共振、脑电波，使得表征睡眠的手段更加五花八门。对睡眠的研究变得越来越热门，有一本预测未来的新书，是知名记者斯蒂芬·科特勒（Stephen Kotler）与彼得·戴曼迪斯（Peter Diamandis）（奇点大学的创始人）合著的，叫作《未来比想象中来得更快》（ *The Future Is Faster Than You Think* ），在这本书里面就提到了未来人类的一个睡眠图谱。当书中人物杰克早上起来的时候，他可以通过查看他的睡眠数据，了解他的皮质醇数据、褪黑素数据，以及他个人免疫系统疾病、肥胖症、阿尔茨海默症、中风、糖尿病、抑郁症等的发病风险，还可以了解到针对他的身体情况需要采取的医疗和预防手段。未来睡眠监测就不单单只是监测睡眠效果，同时它更是一个疾病和各种各样体征的表征图谱，将为我们未来的无论是慢性疾病管理，还是体征管理，以及生活的更加理性化的管理，都提供了一个标杆。所以未来因为对睡眠的量化分析，使得"健康黑客"将不再是一个遥不可及的梦。人类在这个时候很有可能就变成了自己健康的主人，而不仅仅是单纯依赖医生。

　　成为自己健康的主人，这一天越来越近了。

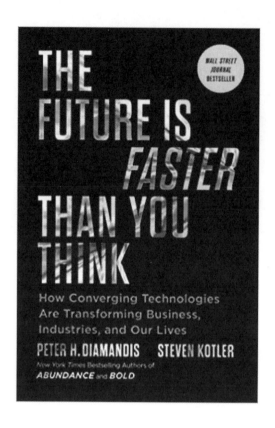

第二部分
PART 2

脑机时代人类进化的
四层金字塔

第 4 章

修复：

如何恢复你的身体机能

脑机接口能让瘫痪病人站起来吗

在这一章，我们正式开始攀登脑机接口破解人类进化密码的"四层金字塔"。这四层分别是：恢复身体机能，改善精神状态，增强大脑算力，改变沟通方式。你将看到脑机接口怎样"改造"人类，从而实现进化。

现在进入金字塔的第一层，修复。让我们来看一看，大脑如何控制外部设备。

这个技术我们都已经熟悉了，因为电影里很常见。在《钢铁侠》中，托尼·斯塔克用意念就能控制战甲，且动作自如。

那《钢铁侠》这样的技术和脑机接口修复人类身体机能有什么联系呢？这正是本章要回答的问题，也是金字塔的第一层内容——修复。

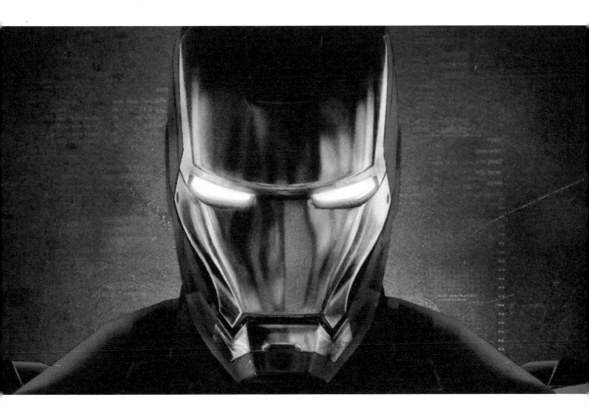

所谓修复，最开始科学家就是想让机器替代人类身体的一些器官机能。你可能已经想到了智能义肢，没错，这就是一种替代，给截去下肢的人装上机器假腿，让他们重新行走。

但在本章中，我们将从大脑控制外骨骼讲起，告诉你为什么应用脑机接口技术修复身体这件事会和电影中想象的不一样。

如果你对"外骨骼"这个词有点陌生，那么你可以想象，"外骨骼"就类似电影《钢铁侠》里的战甲，但样子会相对简陋一点，功能也没有那么强大。

2014年巴西世界杯开幕式，青年利亚诺·平托（Juliano Pinto）就是穿了这样一个庞大、笨重的机械战甲，踢出了当年世界杯的第一球。

虽然，当时踢球动作只持续了2秒，甚至很多人都没注意到。但利亚诺本人在开球后兴奋地大喊："我感觉到球了！"

他为什么这么激动？让我们了解一点背景信息。6年前因为车祸，造成利亚诺脊髓受伤，之后他都在轮椅上度过。在全身瘫痪前，他是一名运动员，而车祸后，他从胸部到脚趾，都没了任何知觉。

开幕式上，利亚诺之所以能踢球，是用脑机接口操控了那副笨重的机械外骨骼才完成的。所以这一脚球对利亚诺的意义，几乎是无价的。

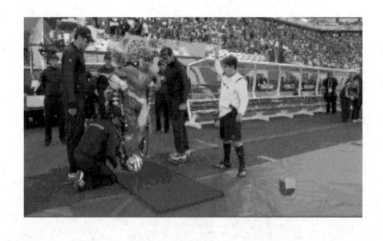

不过，人们对这件事的讨论却逐渐走向两极分化。有一些人认为这是一场科学盛事，这是脑机接口技术第一次走出了实验室，并成功实现了对佩戴者下肢运动的控制，这一脚对脑机接口技术来说和阿波罗登月差不多。你看，这就给了一个非常高的肯定。但另一些人呢，他们认为这次开球并不成功，动作只有2秒，很难判断是不是利亚诺靠大脑操控完成的，技术事实难以验证。

那问题出在哪里呢？

我们要承认，大自然创造的看上去稀松平常的那些生命能力，其实都是极为精妙的复杂设计。即使人类最优秀的科学家和工程师，他们要复制自然界庞大的复杂系统，需要面临的问题还是太多了。就连世界杯上那套笨重的战甲，都是脑机泰斗——美国杜克大学神经学家米格尔·尼科莱利斯（Miguel Nicolelis）教授组织全球二十多个国家的实验室共同研发才能完成的。

让我们先简单了解其中的两个核心技术难点。

第一个就是"感觉"反馈。

"感觉"反馈，就是我们对环境的温度、硬度、压力等各种情况的感受，你可以通过你的感觉细胞，给大脑送去对外界的反馈。比方说，手感觉太烫了，就会本能地缩回来。这事听起来没那么复杂，但千万别忘了，瘫痪病人是没有任何感觉反馈能力的。

那你可能会想，没有"感觉"反馈能力，究竟会怎么样呢？

我举个例子，你用手去抓一根铁棍，会用很大的力气。如果拿起一颗鸡蛋呢？你会轻拿轻放。但是如果换成控制机械臂进行上述动作那就不一样了，机械臂表面没有感觉细胞，它不能分辨这个东西到底是铁棍还是鸡蛋，如果用拿铁棍的力气去拿鸡蛋，鸡蛋很可能会碎。

所以没有"感觉"反馈，大脑发送错误指令的机会就非常大。

尼科莱利斯教授是怎么解决这个问题的呢？他打造的这套机械战甲，做了一种"人造皮肤"来模拟"感觉"反馈。

这层所谓的"人造皮肤"其实就是一堆传感器。尼科莱利斯教授把它覆在

"机械战甲"外部，用来探测接触地面的信号，比如触觉、温度、压力等。通过人造皮肤的反馈，利亚诺可以判断地面信息——现在是踩在沥青地面上了，还是踩在草地上了？根据不同的反馈，他就可以调整机械战甲行动的力度和速度。

这就是目前脑机接口最重要的研究方向之一：如何更好地重建"感觉"反馈。这方面，美国匹兹堡大学安德鲁·施瓦茨（Andrew Schwartz）教授的实验室就做得非常好。

除了"感觉"以外，第二个非常重要的事情就是"训练"。

你可能没想过，脑机接口是需要训练的。因为现在的脑机接口设备并不能做到像我们戴眼镜一样，戴上就能视力大增。想要顺畅使用脑机接口，需要使用者和机器不断磨合，持续训练。

利亚诺在开球之前，他已经经历了6个月的集中训练。从技术层面上看，"踢球"这个动作是很简单的，难点是"训练"过程有点"反人类"。为什么这么说呢？

利亚诺是用非侵入式脑机接口操控战甲的，他需要戴一个电极帽，让科学家们采集他的脑电信号。在训练中，他的任务就是做"运动想象"。我们一听"运动想象"，感觉很容易，是不是只要想象让我的腿"向前走""向后走"，然后机器就会按照我们的想法"走"了呢？完全不是。

人类能解开的大脑脑电范式非常有限。我们压根不知道复杂的运动，对应的脑电反应是什么样的。所以利亚诺这样的受试者去做"运动想象"，具体想些什么呢？

他想象的是"眨眼"，或者想象"动舌头"。这些信号是科学家可以采集到的，这就是"运动想象"。然后，科学家再把这个信号，翻译成让机器向前走的指令，这个过程是不是很"拧巴"？

而且，每个人的脑电范式都有非常大的差异，每一次一样的"运动想象"，不同的人的大脑神经元活动都是不一样的，这也给脑机接口操控设备（脑控设备）带来非常大的挑战。

当然以上所述的"感觉"和"训练"，都只是抓了一些重点。真正使用脑控设备，这件事有多复杂，远远超过大家的想象。

举一个几年前的小案例，一位瘫痪很多年的志愿者在实验室里，经过训练已经可以控制机械臂，在三维空间里去抓取一个东西。但完全一样的实验环境里，只要你在他身边放一些干扰，比如一个红色小球，其他什么都不变，他的完成度就会大大降低，甚至无法完成了。

所以，一个红色小球，这么轻微的干扰都会对脑机操控有如此大的影响。你可以想象一下，利亚诺在嘈杂的足球场上，能不能做到实验室水平的操控，真的说不准。所以要用脑控设备完成复杂任务，真的还有很长的路要走。

你可能还有一个疑问，用机器来替代我们身体的功能，这就是身体修复吗？从功能实现角度来看，当然是的。如果脑控外骨骼可以让瘫痪的人直立行走，这当然属于对他们行动能力的修复。包括如果我们能让闭锁综合征患者（就是完全无法和外界沟通的人）使用脑控设备打字，这也是对他们沟通能力的修复。

上面所说的这种修复，是使用机器替代身体机能。接下来要说的这种修复，是自身身体功能的恢复。

这也是尼科莱利斯教授的脑机实验。有一位瘫痪的女士，经过23个月的训练后，竟然恢复了部分行动能力。她可以在没有外骨骼，也没有脑机接口设备的帮助下，只是依靠简单的辅助工具，比如拐杖，就能进行短暂行走了。

要知道她已经14年没有走路了，正是在脑机接口的帮助下，持续让大脑和腿部神经元放电，使病人原本断裂的神经回路，发生了重连。

目前，我们正在做的也是类似这种原理的脑机接口，用于对中风偏瘫患者进行主动康复训练的相关技术，结合了非侵入式脑机技术和功能性电刺激。

我们会在病人做运动想象的时候，刺激他们相应的瘫痪部位。比如在病人想象抬上臂的同时，刺激瘫痪的上臂，时间久了之后，大脑运动皮层和瘫痪上臂的神经元连接就会被重建。之后，病人再想抬上臂的时候，上臂就会自然抬起来。

在修复这一层，脑机接口正在尝试为瘫痪、中风的病人提供更多的治疗机会。通过持续训练带来的，将不仅是用机器替代身体，而是使原本的身体得到了治疗和恢复。虽然距离技术成熟还需要很多的时间，但科学家们一直在努力，因为这是人类了解自身必须要迈出的一步。

疼痛治疗和听力修复

修复在其他方面（比如疼痛和听力），也起着关键作用。下面结合在2019年拉斯维加斯国际消费类电子产品展览会（CES）获得的信息，选取具体的例子来介绍CES中的脑机医疗领域公司。

首先介绍的是全球知名的人工耳蜗公司Cochlear。我们在前面提过，像人工耳蜗这样的脑机接口产品，已经取得了商业化的巨大成功。Cochlear公司自从1982年成立以来，已经服务了全球25万名患者，它占领了全球2/3的人工耳蜗市场。截至2017年，全球的人工耳蜗市场达到了13亿美元。人工耳蜗，顾名思义，就是可以用来取代耳蜗部分功能的一个小仪器，人工耳蜗不同于助听器（助听器更像一个迷你型的广播器，只是把声波放大），它需要一个轻微的植入手术，把电子设备放在耳朵后面的皮肤底下，它把从小型麦克风接收到

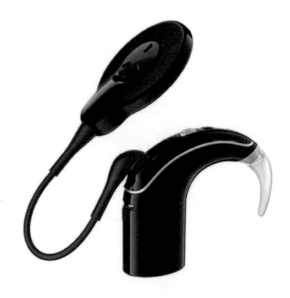

的声波，转化为可以被听觉神经接受的电信号，来刺激听觉皮层，这样患者就能听到声音了。这个设备适用于内耳（也就是耳蜗）已经损坏的患者。因为小设备可以模仿耳蜗的工作原理，可以通过不同电极分不同频率地与听觉神经链接，所以我们称之为人工耳蜗。

但值得注意的是，植入人工耳蜗的患者需要一定时间的训练来适应设备。因为普通人无法听到人工耳蜗的声音，所以我们只能间接了解它的佩戴体验。在展会现场有一个植入了人工耳蜗设备的中老年患者，通过与她的交流，我们知道了很多有意思的事情。比如，她通过人工耳蜗听到的声音有点像机器人在说话，是具有机械质感的声音。刚开始植入人工耳蜗可能听不清楚对话，可能分不清狗叫和汽车的喇叭声，因为听起来一模一样，需要一年左右的时间来慢慢"听懂"之前自己已经熟悉的语言。但她也透露，有一个好处是在完全适应了设备之后，她甚至可以听到隔壁房间的说话声，而且听得一清二楚，这是普通人做不到的。我猜这可能是因为小型麦克风相比人耳，可以检测到更小振幅的声音所致。这是多么神奇的事情！

2017 年，Cochlear 也与苹果公司合作，开发了专门为患者定制的听力链接。可以把 iPhone 的音频，直接传给人工耳蜗，相当于给患者用户戴上了一个"耳机"。在 2019 年的 CES 上，这个公司还展示了人工耳蜗与 VR 的结合。如今，结合新科技，把这个相对成熟的技术也推到了科技的前沿。

另外一个例子，我们来了解一个波士顿的生物医疗公司——NeuroMetrix。公司的创始人是哈佛医学院和美国加州大学伯克利分校电子工程系双博士。公司的技术发源于麻省理工学院（MIT）和哈佛。NeuroMetrix 的一个产品叫 Quell，是一种镇痛类的电子产品。用绑带把这个产品绑在后小腿，通过黏合电极，紧紧地贴在患者的小腿上进行每天一个小时一次的治疗，把电脉冲发送到感知神经，引发患者大脑感觉皮层的反应，以此来干扰大脑觉察到疼痛的信号，从而达到止痛的作用。要注意的是，它没有阻止疼痛的电信号发出去，它只是让感觉皮层因为受到设备电信号的干扰，觉察不到疼痛信号而已。

为了更好地了解为什么这个产品会有止痛的效果，我们就必须了解关于疼

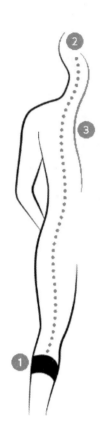

痛的最革命性的理论——由加拿大心理学家罗纳德·梅尔扎克（Ronald Melzack）和英国心理学家帕特里克·沃尔（Patrick Wall）提出的关于疼痛的门控理论（Gate-Control Theory）。那么什么是门控理论呢？门控理论，简单来说，就是无论在脊柱中，还是在大脑中，都有一些专门的细胞，就像一扇门一样，可以控制并阻挡我们身体某部位的疼痛信号，让它无法抵达大脑。换句话说，在某些特殊情况下，大脑可以控制我们是不是能够感觉到疼痛。比如说，在战场上"杀红了眼"的战士，他们就算身体哪个部位受伤了，也往往感觉不到疼痛，因为大脑关闭了让疼痛信号进入大脑感觉皮层的通道。如果我们可以用一些人为的方法把这个通道关闭，是不是就可以防止疼痛了呢？所以我们上面提到的这个科学家帕特里克·沃尔，就发明了一种疗法，叫作TENS（Transcutaneous Electrical Nerve Stimulation Therapy），即用电刺激来激活某些神经元，以此达到关闭某些疼痛通路的目的。这其实跟针灸疗法有一些共同之处，也使得西方的科学家更加相信针灸疗法的可信度，因为针灸的穴位，有时候即使离疼痛的部位较远，也能有很好的镇痛效果。道理都是相通的，因为针灸可能关闭了某些通路，虽然这个通路并不一定要跟疼痛的地方离得近，但只要能通往大脑的某个"路口"就行了。回到这个叫Quell的产品，研究人员可能就是发现在小腿上刺激神经元的时候，最容易关闭大脑的神经通路，起到阻止疼痛传递的作用，所以他们才把它绑在小腿上，而不管疼痛具体发生在什么地方。所以从这个角度来讲，我们把Quell称为现代科技版本的"电针灸"。

与其说大脑是被动接受疼痛信号的接收器，不如说它是主动把控疼痛信号的指挥官，无论是疼痛信号，还是我们在第一章里面提到的"幻肢"，其实都说明了大脑不是一个简单的传递客观信息的被动接受者。身体的真实情况，比如疼痛，与身体反应在大脑里面的"地图"有很大的区别，而我们平时觉察到的，更多的是大脑传递给我们的"地图"，而不是身体的真实情况。关于这一点，第一章里面关于怎样定义身体的边界，我们已经讲了很多有趣的故事。

这其实是一种数字药物（接下来的第五章我还会特别详细讲述数字药物），或者说数字疗法，就是用电子设备，而不需要用药物，来达到同样治愈效果的疗法。数字药物的好处是可以防止病人为了止痛而过量服用阿片类药物。美国有1100万的病人，因为慢性疼痛或者其他原因，滥用处方类的阿片类药物。同时很多患者因为使用阿片类药物，也有着被污名化的困扰。我们这里所谓的慢性疼痛，就是持续3～6个月，每天都会发生的疼痛感，比如纤维肌痛，一般没有特效药。所以利用数字药物——类似Quell的这类可穿戴产品，我们就可以在没有药物副作用的情况下，达到治疗疼痛的效果了。

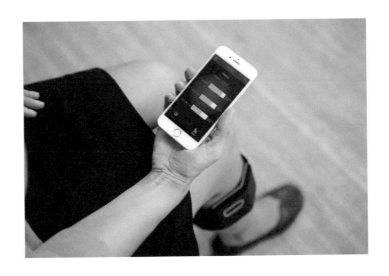

其他有意思的脑科学相关的修复类公司，还有用眼动技术来预测脑疾病的硅谷公司Sync Think。那么，什么是眼动技术呢？眼动技术就是用电子设备来精确监控眼球运动的一项技术。通过监控眼球运动，来预测和分析受试者的情感和体态特征。

公司创始人是斯坦福大学脑震荡医学中心的主任。而CEO劳拉·耶西斯（Laura Yecies）则曾在美国在线（AOL）公司中，负责网页浏览器网景（Netscape）的发布，也曾在Yahoo做负责市场的副总裁，是一个典型的互联网老兵。顺便说一下，网景是美国90年代最火的网页浏览器，曾经占到90%的市场份额，在2000年之后才被微软的IE浏览器慢慢取代。Sync Think公司让受试者戴上一个类似VR的头戴装置，通过安插在里面的摄像头，追踪眼球随着一个显示屏红色光点转动的情况。眼球转动的轨迹如果跟红色光点的转动轨迹非常吻合，就说明他心理健康状况良好；如果眼球转动的轨迹，跟红色光点的不一样，根据两个轨迹的偏差情况和眼球的运动轨迹，就可以诊断他是否有脑震荡（TBI）、疲劳（Fatigue），或者注意缺陷多动障碍（ADHD）等相关疾病。因为美国的橄榄球运动的剧烈性，队员们很常见的一个疾病就是脑震荡，所以Sync Think也邀请了斯坦福橄榄球队的近端锋来担任公司的咨询顾问。

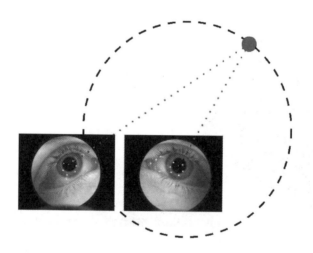

抑郁症的改善

我们再来看看脑机接口在修复这个功能上，是怎样用于改善抑郁症的。为了更好地说明这个观点，我给大家举一个例子，这个例子结合了脑机接口神经电刺激和数字疗法，来更好地医治抑郁症。

我们的大脑在不同的时刻，可以处在不同的思维网络模式下面，比如当我们在做"白日梦"，想着自己现在的事情，回忆以往的事情，或者畅想未来的时候，预设模式网络（Default Mode Network）会处在活跃的状态。换句话说，也就是当人在放空、胡思乱想的时候，预设模式网络就会自然启动，而人们只要开始有目标、有执行计划的想法，这个网络就会关闭。另外一个是中央执行网络（Central Executive Network），这个大脑网络模式，处理着我们跟外界的一切联系，比如我们的视觉联系，我们的运动控制，我们有计划地执行某些任务，等等。还有一个叫突显网络（Salience Network），当我们处在这个网络模式的时候，我们可以自主调控我们的主观感受。科学家们认为，在临床意义上，抑郁症跟预设模式网络有一些关系。神经科学家认为，一个抑郁症患者，就是由于被困在预设模式网络里面出不来了，而导致的抑郁。

为了改善抑郁症，我们就必须让我们的大脑在各个思维网络模式间切换得更加自主和灵活。为了可以从最宏观的层次里，改变我们的思维网络模式，我们必须从最原始、最底层的神经系统的改变来入手。自主神经系

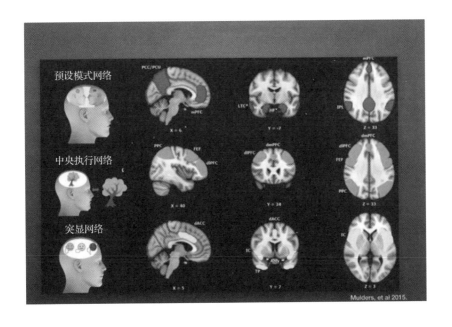

统（Autonomic Nervous System）就是这么一个系统，它不需要经过后天的意识训练就可以自主控制我们的生理活动，比如心跳、呼吸、消化，等等。自主神经系统又可以分为交感神经（Sympathetic Nerve）和副交感神经（Parasympathetic Nerve），交感神经系统让我们可以应对来自外界的影响，比如我们的祖先在应对野生动物的威胁时，交感神经系统会激发我们的身体反应，比如提高心跳速度、使瞳孔放大，等等。反之，副交感神经的主要功能则是对应休息和消化食物的功能，它使得我们的心跳减慢、瞳孔缩小，本质上起到"重置"功能。副交感神经对大脑所起的作用就有点像当我们的电脑开机运行时间久了的时候，就需要重启一下，让电脑的各项性能得到补充和调整。

自主神经系统

· 交感神经
战斗还是逃跑

· 副交感神经
休息和消化

副交感神经主要由颈部的两道神经来管理，称之为迷走神经（Vagus Nerve，Vagus 在拉丁语中是"游走"的意思），因为它跟身体中的很多神经系统都有接触，所以有点类似于"游走"在各个神经系统之间。因为它具有"社交广"的特点，就可以通过刺激迷走神经，实现非常广泛的用途。它可以调和交感神经和副交感神经之间的平衡。更重要的是，它可以把这个电刺激信号传递到外周神经，从颈部反过来刺激脑部的神经突触，从而影响神经突触的可塑性，我们知道神经元是通过神经突触进行连接的，这样就可以使得神经元更加灵活，从而更容易使我们的大脑从一个思维网络模式跳到另外一个模式。

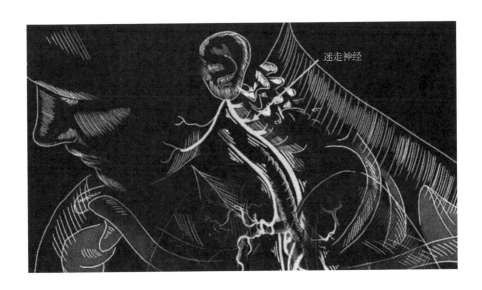

迷走神经

传统的方法中，改善耐药性癫痫（Refractory Epilepsy，就是连使用药物也不好控制的一类癫痫）的发作需要在颈部植入电刺激仪器作用于迷走神经，但就像我们一直强调的，我们需要用微创或者无创的方式来植入人体设备。

美国的科学家就开发了这样一种系统，通过一个有点像无线蓝牙耳机的装置，以微小的电流，来刺激迷走神经在耳朵旁边的分支，这种类似无线蓝牙耳机的装置，通过电刺激改变神经突触直至整个神经网络的可塑性，就有可能改变我们大脑的思维网络模式。

那怎么样来做到这一点呢？这个时候数字疗法就起到作用了，我们先把这个"耳机"通过无线网络连接到你的手机上面。手机App会通过一些正面的行为引导，把病人的情绪引导到正确的思维网络模式。这其实是心理学上很常见的认知行为疗法（Cognitive Behavioral Therapy）。首先通过电刺激把神经网络变得更具可塑性，通过正面引导的认知行为疗法，慢慢把病人导入到正确的思维网络当中，从而达到病情减缓和康复的目的。

这个故事有点长，让我们重新来理一理整个过程：首先，我们先把"耳机"放到耳朵旁边，"耳机"通过微小电流，刺激到迷走神经的分支，从而刺激迷走神经调节交感神经和副交感神经之间的平衡，随之刺激到大脑的神经突触，增加它的可塑性，降低大脑转变到另一个思维网络模式的"门槛"。另外一方面，我们通过手机App，给病人一个正确的心理引导，引导到一个健康的大脑思维网络模式。因为神经元更加可塑了，门槛降低了，这个心理引导就可以起到事半功倍的作用，从而成功地把病人从被困的预设模式的"小泥沼"里面拯救出来！

这样可能还不够简化，或者我们再打个更形象的比方，我们把电刺激比喻成和面团，通过电刺激，神经变得可塑了，也就好比面变软了。通过认知行为疗法，相当于我们就可以把面揉成我们喜欢的食材，比如揉成面疙瘩，揉成饺子皮。但可以揉成各种面食的前提，是我们的面要可以揉得动，这就是可塑性。这样才能改变我们的神经网络模式，而达到改善抑郁症的效果。

通过数字疗法来实践认知行为疗法的方式还有很多，比如针对美军复员军

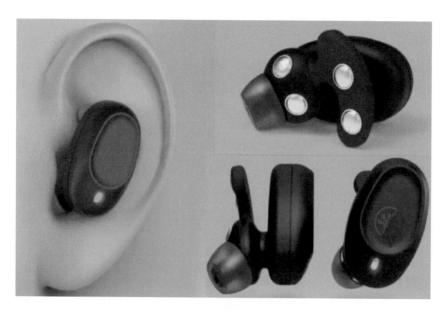

人创伤后遗症（Post-Traumatic Stress Disorder，PTSD）的虚拟现实疗法。复员军人从伊拉克和阿富汗回国之后，可能会对一些没有侵犯性的行为产生过度应激反应，比如害怕、恐慌等。同样的道理，科学家们也在尝试着用迷走神经电刺激结合虚拟现实（VR）的方法，来加快认知行为疗法对军人的康复训练，从而让他们脱离恐惧等心理行为的困扰。

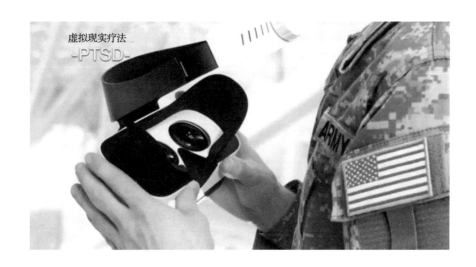

在本书第五章我们还会继续聊抑郁症的数字疗法。为了更加深入地理解神经网络的可塑性怎样结合现代科技手段来治疗脑疾病，我们再来看看脑中风的例子。

脑中风病人的身体修复

脑中风又叫"脑卒中"，是最常见的心血管疾病之一。这是由于各种诱发因素引起的脑内动脉狭窄、闭塞或破裂的疾病，一般分为缺血性脑中风和出血性脑中风。简单来说，脑血管堵塞了（缺血），或者破裂了（出血），都叫作脑中风。这是中老年的常见病、多发病，是当今世界对人类危害最大的三种疾病之一，具有发病率高、死亡率高、致残率高、复发率高以及并发症多的"四高一多"的特点。

据美国的《卒中》杂志（Stroke（IF：6.032））上的调查数据推算，我国每年新增脑卒中患者超过200万人，累计脑中风幸存患者已达700多万人，其中约75%的患者会留下不同程度的运动功能损伤，甚至丧失劳动能力。

我国脑中风患病率由1993年的0.40%上升至2013年的1.23%，患病率持续增加。2017年6月，《中国心血管病报告2016》发布，脑中风现患人数约1300万。每年新发脑中风病例150～200万人。若不加控制，随着中国人口老龄化程度的加剧，到2030年中国预计将有3100万脑中风病人。中国脑中风发病率是美国的两倍，排名世界第一；脑中风死亡率是美国的4～5倍；脑中风病人首次发病年龄比美国平均年轻10岁。在全球目前3000多万脑中风病人中，中国占了1/3。

据世界卫生组织统计，2002年全球近1700万人死于心脑血管疾病，至2005年，这一数字已经接近2000万，占全球总死亡人数的30%。特别是在中低收入国家，脑中风死亡率尤为严重，占全球的85.5%。

同时，再来看美国，美国有700万人患有脑中风，每年80万新增病例；脑中风的发病跟年龄高度正相关，随着新兴国家老龄化的加剧，脑中风的病患会剧增。

脑中风每年给我国带来的经济负担高达400亿元，且我国脑中风发病率呈逐年上升的趋势。在脑中风患者急性期过后常留有各种身体功能障碍，其中运动功能障碍是最严重的后遗症。据统计，大约仅14%的脑中风存活者能通过康复治疗恢复他们的运动机能，约50%的存活者会遗留永久性的严重的身体运动障碍（如偏瘫）。

现有数据表明，大量的脑中风患者都会遗留有比较严重的运动功能障碍，在中风后的急性期内患者通常需要留在医院观察，在医师的帮助下进行运动功能恢复，这样就会消耗大量的医护资源。以前人们在做脑机接口研究的时候，一般传统的观念认为，只有大脑完全没有受损的时候，才能使用脑机接口来做医疗干预，比如脊椎受损，典型的例子是渐冻人症（ALS），渐冻人症的发病是由中枢神经系统内控制骨骼肌的运动神经元退化所致，换句话说，ALS跟大

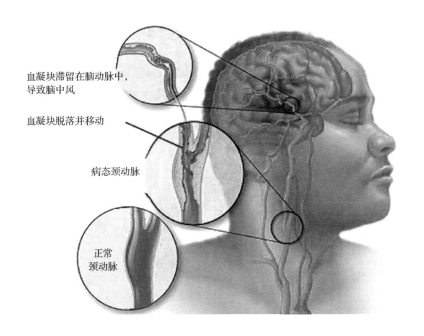

血凝块滞留在脑动脉中，
导致脑中风

血凝块脱落并移动

病态颈动脉

正常
颈动脉

脑神经网络无关。渐冻人症为大众熟知一方面是由于物理学家斯蒂芬·霍金得的就是这种疾病；另外一面，由于之前社交网络为渐冻人症所发起的筹款活动——冰桶挑战活动，就是明星或者其他公众人物将一桶冰水从自己头上倒下，并将过程拍成视频上传至社交网络，而让渐冻人症为普通大众所了解。

以前一直认为，只有像渐冻人症这类跟大脑网络无关的疾病，才能使用脑机接口，但比如像脑中风等脑损伤类疾病，在以前看来，是不适合用脑机接口来进行治疗的。随着最近医学实验的进展，科学家们发现其实在脑区受损的情况下，也可以实现某些新的功能。

大家可能还记得我们在前面提到的大脑运动皮层，在大脑运动皮层对身体的控制中，有一个所谓的对侧控制原理，就是说左侧的大脑控制右边的躯体，而右侧的大脑，则控制左侧的躯体。根据这个原理，如果一个脑中风病人，比如，他的右脑血管堵塞了，或者出血了，那他就有可能控制不了他的左手。

但来自美国圣路易斯的一位神经外科医生，改写了这个故事。事情是这样的，先在病人瘫痪的左手上装上外骨骼，并把外骨骼连接到脑机接口设备上面；然后通过大量的外骨骼训练，配合脑机运动想象训练，就可以建立新的神经控制。在几个月的训练之后，病人移除了机械外骨骼，而他也可以挪动自己的左手了。而且神奇的是，这一次左手的挪动，没有遵循传统意义上的对侧控制原理，而是左手由左脑控制，我们称之为同侧控制原理，这就可以看出神经网络的可塑性加上通路的重新连接所带来的神奇之处！

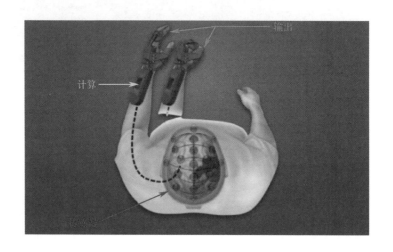

这就是所谓的基于运动想象的主动式中风康复，值得一提的是，非侵入式脑机接口是利用神经闭环回路来实现主动式康复的，会比传统方式拥有更快和更好的康复效果。用科学的方式规范康复治疗，可以减少对护理人员的依赖并缩短康复周期。

我们再来温习一下以前学过的原理，如果两个神经元一直一起放电，它们之间就会形成新的回路；经过数周或者数月之后，神经元的重新布线就会产生。我非常喜欢的一句话，叫作接触孵育连接（Contiguity breeds connectivity），它不单单阐明了脑科学最底层的逻辑，也是我们在日常生活中最宝贵的科学思维。神经元与神经元之间只有大量地一起放电，才能在它们之间产生连接。而人与人之间只有经过大量的沟通和火花的碰撞，才能产生"化学反应"，才能"来电"，人与人之间才能产生互信。神经元产生新的网络，而人呢？能产生不可限量的人际网络的力量。所谓的团队精神，难道不正是神经元网络原理在现实生活中的真实写照吗？

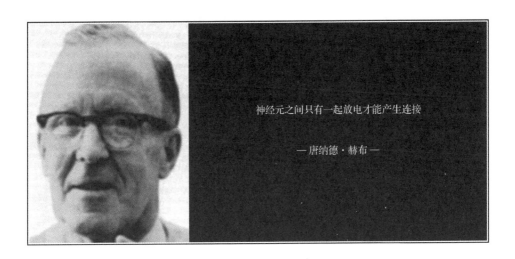

如果你的骨头断了，你可以接骨头，如果你的皮肤破了，你可以缝合，但是如果大脑神经网络哪里断了，我们能把它按照"缝补"骨头和皮肤的思路，用类似"胶布"的东西物理接起来吗？答案显然是不能的。它们之间的连接是需要通过大量的训练和接触才能形成的。神经回路的修补思路与骨骼和皮肤是完全不一样的。我们可以把这种思维方式，称为神经科学思维方法。

回到脑中风这个主题，传统的康复方式大多比较被动，比如按摩、针灸、卧床训练、离床训练等，无法唤醒病人强烈的运动意念，患者容易感到疲劳，也无法达到理想的训练协同性，治愈率也较低。所以本技术的主动康复疗法，通过采集运动想象信号，将其解码而转化成为外骨骼或者是功能性电刺激（FES）信号，来对瘫痪的手臂进行训练，使得瘫痪手臂的外周神经产生放电。通过大量的训练，由于赫布定律神经元的同时放电作用，使得在健康一侧的大脑运动皮层跟瘫痪手臂可以建立起新的神经回路从而达到康复的目的。这样的主动式疗法，相较于传统的被动康复疗法，后者由于缺乏运动皮层的放电活动，神经通路的建立就会变得更加低效，所以也会产生更长的康复周期，甚至变得永久性不可康复。

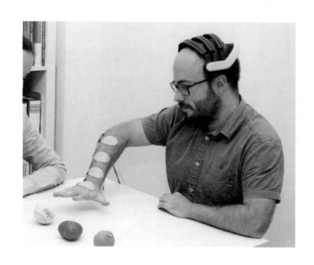

接下来，在进行算法开发和临床试验验证后，这一类产品可能会进行至少两代的设计和算法的产品迭代。

第一次产品迭代：金属干电极迭代为柔性干电极。目前的原型产品利用金属弹簧电极，为了更好地获取信号，会对患者的头皮产生一定的压迫感。柔性干电极利用聚氨酯和硅电极，通过导电填料涂层和混练的方式，把纳米碳材料，比如石墨烯或者纳米银线等，混进高分子之中，在保持弹性和柔软的基础上，采用最小的填料百分比以达到降低阻抗的作用。石墨烯由于其结构的特殊性，比如巨大的径厚比，使得以它作为填料的柔性材料，可以在电极保持柔软的情况下也可以导电，且保持低阻抗。柔性高分子材料，比如有机硅材料或者聚氨酯等，在加入导电填料介质，比如炭黑之后，虽然导电性会增加，但材料因为填料的过度添加，也会产生脆化，出现硬度大大增加等问题，此时材料变得异常坚硬，而不适合用于可穿戴设备跟身体各处的皮肤接触，包括头皮。纳米碳材料，比如石墨烯，可以在柔软度和导电性中取得平衡，从而更好地用于可穿戴设备。利用石墨烯纳米材料可以制造柔性传感器电极，比如美国海军实验室就已经利用碳纳米纤维制作了脑电干电极。

通过搭建柔性材料电极，不单单可以减少可穿戴设备与头皮接触的时候对病人毛发的影响，而且还可以减少病人由于长时间、长期佩戴湿电极或金属电极，可能导致的头皮炎症；减少因出汗造成的电极阻抗不稳定。电极阻抗不稳定会导致信号质量下降，信号中噪声成分增加，降低信号解码率，从而不利于提升临床实验的成功性。除了在材料方面改进，也可以通过设计合适的几何形状，让电极跟头皮更好地接触。

第二次产品迭代：在未来引入情感过滤算法来更好地实施脑机接口的操作。有一种情况是在临床实验中，不是从每一个病人身上都可以监测到精准的运动皮层信号，并成功实施外骨骼和功能性电刺激的康复治疗，一个很重要的原因就在于病人的焦躁、不安、紧张等情绪。情绪会对运动皮层的控制产生影响。第二代产品在情绪过滤上面会考虑融入相关算法，相关团队已经在侵入式脑机接口实验中，从猴子身上成功过滤了某些情绪的影响，通过将这一侵入式算法移植到非侵入式应用，实现对情绪的控制，从而更好地探测脑中风病人的脑电信号。

在第一章里面，我们曾经介绍过神经的可塑性，特别是身体边界的定义对于脑机接口的关键作用，所以你看，通过本节的介绍，大家可能对这一原理，产生了更深入的体会。

阿尔茨海默症的治疗与修复

接下来我们说一说阿尔茨海默症及其与脑机接口的关系。

阿尔茨海默症（Alzheimer disease，AD），是一种发病隐匿的进行性发展的神经系统退行性疾病。临床上以记忆障碍、失语、失用、失认、视空间技能损害、执行功能障碍以及人格和行为改变等全面性痴呆表现为特征。随着人均寿命的增加，AD 已成为常见的痴呆类型，约占全部痴呆患者的50%。65岁以上的老年人中，AD 的年发病率约为1%。患病率随着年龄的增加而增高，年龄每增加5岁，阿尔茨海默症的患病率约增加1倍。患者中女性多于男性，

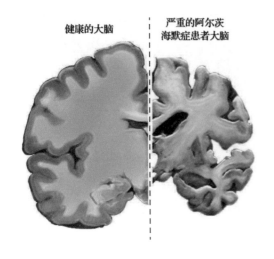

健康的大脑　　严重的阿尔茨海默症患者大脑

女性患者的病程常较男性患者长。阿尔茨海默症早期症状不明显，当患者与家属发现端倪而去就医的时候，病症往往已经发展到晚期，大脑已经发生不可逆转的损伤。

据估计，目前全球有超过4000万患者，预计到2050年，受影响的人数将可能增加到惊人的1.52亿，将是现在的三倍之多。2018年美国阿尔茨海默症协会发布数据，显示全美AD患者超过690万，且其医疗费用以及长期照顾护理费用更是惊人——平均每人需要花掉42.4万美元。

根据国际阿尔茨海默症协会《世界阿尔茨海默症报告2016》数据显示，中国约有950万AD患者，占全球总数的20%。预计到2030年，中国AD患者数量可能会超过1600万。而且国内对阿尔茨海默症的医学干预相对滞后，最新统计显示，我国AD轻度患者就诊率仅为14%，重度AD患者的就诊率也只是34%。我国AD患者中，有49%的病例被误认为是自然老化现象，仅21%的患者得到规范诊断，其中19.6%接受了药物治疗。迄今为止仍不能说"治愈"阿尔茨海默症，只能寄希望于及早发现以延缓发病进程。

长期夜间睡眠少于6小时的人同长期保持7～8小时睡眠的人相比，日后患阿尔茨海默症的风险会大大增加。威斯康辛大学最新的一次针对AD患者的研究发现，那些睡眠较差的受试者，和那些因睡眠不足而每天感到疲劳的人，通过脑成像可以看到，会比普通人积累更多的β-淀粉样蛋白，而如果β-淀粉样蛋白沉积太多，它们就会积累成蛋白质小块，最终导致其他问题的出现，比如炎症以及TAU蛋白的堆积，这些都可能破坏神经元，最终导致阿尔茨海默症。

睡眠差的人比休息得好的人有高于 68% 的可能性产生更多的认知紊乱，而这会间接与阿尔茨海默症联系在一起。众所周知，罹患阿尔茨海默症也会导致睡眠受影响。所以，就产生了一个恶性循环闭环。大约 1/3 的美国成年人都有不同程度的睡眠缺失（晚上少于 7 个小时的睡眠）。而预计到 2050 年，美国成年人患病数将达到 1400 万的高峰。总之，睡眠缺失跟阿尔茨海默症之间是互相影响的。

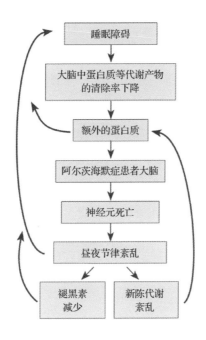

好的睡眠使得脑脊液对大脑的冲洗更顺利，可以减少蛋白质等代谢产物的累积。在睡眠充足的时候，大脑内流过的脑脊液会把蛋白质小块清洗干净，从而防止其破坏神经元，进而防止阿尔茨海默症的发生。

这也回答了为什么睡眠对于阿尔茨海默症的治疗起着非常关键的作用。同时也表明了为何监测 AD 患者的睡眠是如此重要。在美国 AD 患者的看护人也忍受着巨大的痛苦，由于没有一款方便的监控工具，为了监控病人的睡眠，他们需要夜间起来探视病人，这使得他们睡眠不足——而睡眠不足，又会间接增加了看护人得阿尔茨海默症的可能性，导致恶性循环。

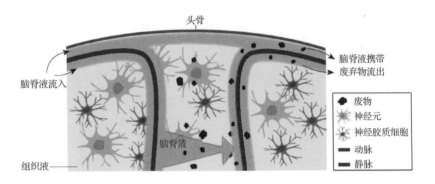

目前，阿尔茨海默症还没有根治的办法，所以预防就显得尤为重要，知名医学杂志《柳叶刀》就指出，1/3的阿尔茨海默症是可以预防的，但我们也知道，全球各大药厂最近十几年有很多药都没有通过审批，一个重要的原因，就是因为在药物针对病人使用的时候，病人往往已经显现出失忆的症状，有效干预的时间窗口过了。

目前的科学发现，阿尔茨海默症与大脑里累积的某种蛋白质——前面提到的 β–淀粉样蛋白，有很大的相关性。我们来看看下面这个图，人类从30岁开始，就开始累积这类蛋白，从绿色的线看出，到70岁，这类蛋白的累积量提升了30%左右，这个时候红色的线的位置，也就是症状才刚刚开始出现，但此时 β–淀粉样蛋白已经到了很高的量了，绿线和红线之间的窗口期，大约是10～15年，所以如果我们可以在还没有早期症状的时候，也就是红线还没有出现的时候，就开始预防 β–淀粉样蛋白的积累，我们就有可能预防阿尔茨海默症。

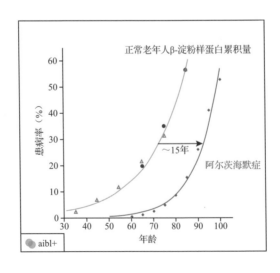

这类蛋白跟睡眠也息息相关，我们知道，深度睡眠下降，会导致大脑里面的脑脊液循环不畅，没有脑脊液的充分冲洗会出现更多的蛋白累积，这样会增加阿尔茨海默症的患病风险，而阿尔茨海默症则会进一步打乱睡眠周期，使得深度睡眠进一步下降，形成恶性循环。

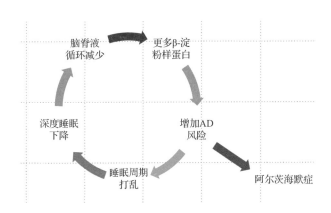

在2019年年底发表的一篇Science文章中，科学家第一次用清晰的视频看到脑电波反映的脑脊液冲洗脑部的顺序，以至于美国国立健康研究院NIH的主任直接在他的推特（Twitter）上称赞了这条消息。

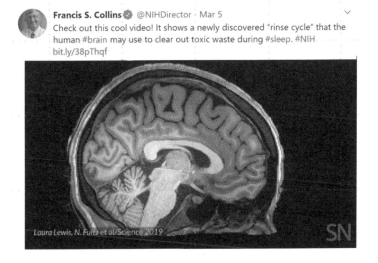

我们详细描述了睡眠与 β – 淀粉样蛋白之间的关系，也描述了这类蛋白跟阿尔茨海默症的关系。接下来我们主要讨论怎么样来监测睡眠，以及怎么样跟β – 淀粉样蛋白的测量建立相关性，并介绍所用的监测睡眠的工具。

从睡眠与 β – 淀粉样蛋白互相影响的那个恶性循环中我们发现，为了更好地打破并调控这个恶性循环，我们需要知道详细的蛋白数据或者睡眠数据，但显而易见的是，想了解蛋白的浓度需要的技术很麻烦，我们需要通过腰椎穿刺来提取脑脊液来测量里面的 β – 淀粉样蛋白浓度，或者通过荧光标记成像技术了解该蛋白，但这两项技术要么对受试者有伤害，要么仪器设备昂贵。

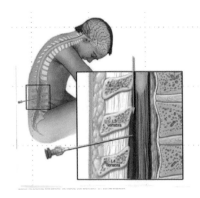
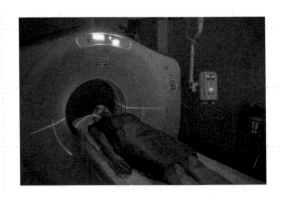

如果通过分析睡眠来间接推断 β – 淀粉样蛋白数据，就简单得多。但传统的多导睡眠图（PSG）有大量缺陷，一个很重要的原因就是因为PSG是一个非常复杂的设备。每一个想监测睡眠的受试者，都希望监测设备本身不会影响他的睡眠，但恰恰相反的是，在通过多导睡眠图去进行睡眠监测的时候，不用说精确监测睡眠数据了，它不影响我们的睡眠就不错了。

例如，进行PSG监测时会在鼻子里插一个监测呼吸气流的设备；在脸上和头骨上贴监测眼睛运动的眼动仪和监测大脑活动的脑电图（EEG）；会在腰间别一个带子来记录腹部的起伏，以此监测呼吸的变化；还会在手指上夹一个夹子来测血氧的浓度。而且PSG会把所有的设备，都做成有线的，把所有的输入信号通过这一大捆厚重的电线，输送到计算机来进行分析。本来就有睡眠障碍的人，经过了这样一个设备的"折腾"之后，肯定会睡得更加不好。所以检测出来的睡眠数据也存在一定的偏差，这个误差一部分就来自于笨重设备对于受试者的干扰。

　　这个设备其实在1960年到1970年就已经开始在使用了，而且一直没有得到更新迭代，就是因为少数相关公司的垄断。这个情况就有点像IBM的一个古老的电脑，占满了整个房间的那种老古董。但从来没有一个个人PC去尝试替代它。庆幸的是，随着可穿戴设备技术、新材料技术、无线传输5G技术的革新以及算法AI智能的技术迭代，现在终于有一些更加轻便的、可穿戴式的、多模态的产品，来慢慢取代PSG。这样的产品符合人们对睡眠监测产品轻便舒适的要求，同时又兼顾精确监测的功能。可穿戴设备对PSG的取代是一个不可避免的趋势，就像PC有一天会取代IBM的占满整个房间的古老机器。所以，未来人类也会用这么一个小的可穿戴设备去监测睡眠，并以此来预测人的阿尔茨海默症。可喜的是，这种类型的相关设备已经初露端倪了。

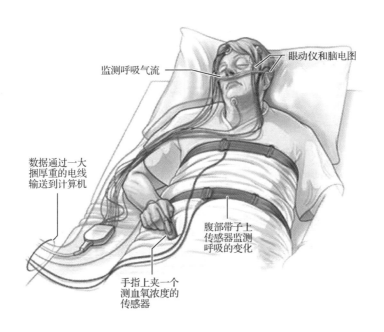

　　我们在第三章提到过关于利用电子皮肤（电子文身）来探测睡眠脑电波的内容，由于其极低的厚度以及超低的单位面积质量，使得它能以天然的共形（会随着皮肤的形变而形变）贴合在皮肤上面，而不需要黏胶剂、胶带，通过简单的范德华力就可以实现与皮肤的贴合。一个裸露的电子文身可以在皮肤上吸附数小时而不会有裂开或者脱落的现象，特别适合用于需求舒适穿戴效果的睡眠监测设备。由于病人在半夜会不自觉地运动，如果采用传统的电路设计的头戴设备，很容易由于睡眠中身体的不自觉晃动而脱落或者移位。电子文身由于其几乎让人感觉不到的触觉，使得病人在睡眠的时候丝毫不会觉察到异样，在不干扰睡眠的基础上起到很好的监测效果。

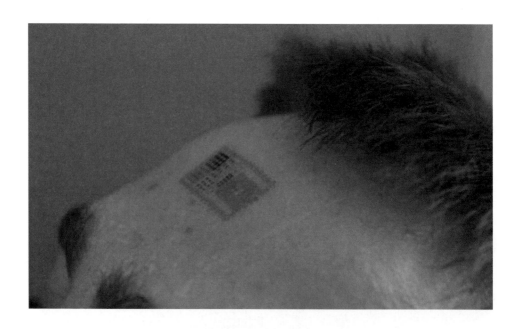

　　最后，总结一下，这一章我们介绍了怎样用脑机接口来进行身体机能的修复——通过运动想象控制外物来改善残障人士的运动机能；通过电刺激治疗抑郁症；做主动式的中风康复；监测睡眠预防阿尔茨海默症。下一章我们来聊聊怎么样用脑机接口来进行精神状态的改善，让我们一起进入金字塔的第二层。

第 5 章

改善：

如何改变你的

精神状态

让我们进入巅峰状态的"心流"体验

这一章我们登上金字塔的第二层——改善。希望你能了解，脑机接口技术当然不只是一个治疗的手段，它与我们每个人的生活息息相关。

现在市场上的脑机接口项目主要有这样几类，有用于教育、治疗还有健康的，比如用便利的脑电图（EEG）设备来监测睡眠，监测儿童多动症（ADHD），等等；也有用于提升游戏体验的，大多应用在虚拟现实和增强现实领域。

那么，改善精神状态是什么意思呢？就是戴上脑机接口设备，可以让你更容易集中注意力，甚至拥有"心流"体验，等等。美国旧金山有一个叫Smart Cap 的公司，就把脑电图（EEG）设备做成了棒球帽。这个产品可以用来缓解卡车司机长时间驾驶时的疲劳度，从而减少由于专注度不够而带来的交通危险。

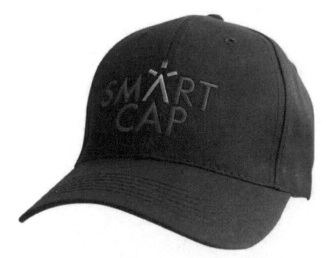

那么，什么是"心流"体验呢，我们先来看一个小故事。

有一位《新科学家》（*New Scientist*）杂志的女记者，叫莎莉·埃迪（Sally Adee），她有一次非常精彩的脑机接口体验。体验的地点在美国国防高级研究计划局（DARPA）附属的一个项目基地，她进行了两次完全一样的狙击体验，但她在实验中的表现却判若两人。

这种脑机接口设备是美军专门用来训练狙击手的。多说一句，我们说过安全的重要性，所以出于安全的考量，改善用的脑机接口设备，基本上都是非侵入式的。莎莉使用的设备也是一样，是个头盔一样的脑电图（EEG）设备。

那这两次体验到底有什么不一样呢？

第一次，莎莉直接走进实验的房间，看到四面墙壁上全是屏幕，她需要做的，就是用手中的枪，射击屏幕上的歹徒。刚开始，她觉得并不困难，毕竟暴徒出现得很少，她可以轻松完成任务。但是，随着爆炸声响起，十多个歹徒同时向她冲了过来，她一下子就慌了。加上她去采访的前一天晚上没有休息好，让她的情绪更加崩溃，她完全来不及击杀虚拟的歹徒。

完全同样的实验条件，第二次走进实验房间，莎莉戴上了头盔形状的脑机接口设备，在她的太阳穴和手臂上都贴上了电极。这一次，莎莉突然变成了冷静、娴熟的狙击手，她迅速解决了所有敌人。当她还在准备迎接更多敌人时，工作人员告诉她实验已经结束了。她感觉实验才开始 3 分钟，但看了一眼时间，才发现已经过去 20 分钟了。

为什么戴上脑机接口头盔，莎莉会突然变成了"另一个人"？其实这个设备并不会使人产生什么特别的感觉，只是有点刺痛，但很快，她就进入了"心流"状态。所谓"心流"状态不是让你突然感觉注意力特别集中，相反，你感受到的是大脑一片安静，你意识不到时间的流逝，却又异常清醒。所以莎莉能快速判断，射杀哪个歹徒，轻松自如地完成任务。

这就是我们常说的"心流"状态。

你肯定有过这种经验，算题、打游戏或者运动的时候，注意力高度集中，你感觉不到时间的流逝，做事得心应手，这时候其实就进入"心流"状态了。

"心流"状态对我们的创造力和工作效率到底能有多大的贡献？这里可以分享莎莉的体验结果，"心流"状态中，莎莉的射击准确率高达 100%，而没戴脑机接口头盔时，她的射击准确率只有 6%。知名咨询公司麦肯锡也做过相关调查，处于"心流"状态的高管的工作产出和创造性，要比那些没有进入"心流"状态的高管高出5倍，自信度高出3倍。

"心流"体验非常有助于学习和工作，但找到入口并不容易，因为过去我们认为这是偶然现象。藏地僧人打坐的时候便会设法使自己进入"心流"状态，得道高僧可以更快速进入"心流"状态，后者可能是长期修行的结果。

现在，我们会用神经科学的最新研究成果去解释过去要靠心理学来解释的各种问题，"心流"也是一样。

"心流"这个概念在匈牙利裔美国籍心理学家Mihaly Csikszentmihalyi（米哈里·契克森米哈赖，其实匈牙利语地道发音为Me-hi Chick-sent-me-hi-ee，中文翻译并不准确）的研究里得到了很好的发展。在Mihaly的研究里面，描述了"心流"是获得快乐的重要途径。2010年，普林斯顿大学的一项研究表明，在美国当人们的年收入达到7.5万美元的时候，人们的收入跟快乐度的关联度就变得很小了，而7.5万美元的年收入在美国可以算是中等偏上的了但远未达到"富人"标准，巨富带来的生活快乐度不会特别高。

但获得"心流"是有一些前提条件的，第一个前提是，做有技术性或者专业性的工作；第二个前提是目前的工作的难度，应该只比你所掌握的技能高出4%～10%（"得到"App知名专栏作家万维钢老师得出的数字是15.87%，最佳的学习难度提升，不能太难也不能太简单。跟这个数字类似，我们不必拘泥于具体数目，大概知道这个数字是10%左右就行了），这个数字太高很容易让我们产生焦虑，而太低则陷入厌烦。比如通过了四级英语考试可以去尝试考六级，但不要直接去考托福或GRE，因为会感到焦虑；当然，也不需要去考中学英语，因为会陷入厌烦。又比如你在家里打扫卫生，便不大容易获得"心流"，因为他不是技术性的工作。当然打扫卫生有时候也会让我们快乐，但快乐度不是来自学习新东西的"心流"体验，而可能是由于房间更加整洁、窗明几净导致的。

美国畅销书作家、记者Steven Kotler在 *The Rise of Superman*（《超人的崛起》）提到的"心流"的产生条件，其中之一是，挑战新颖或者未知的世界（Novelty and Unpredictability）；另外一个是，全身心做一件事情（Deep Embodiment），比如全身心投入极限运动，极端地专注，从这个意义上讲，"心流"也能来自于专注做一件事情。为什么雷军可以晚上经常工作到凌晨 1、2 点，单纯是为了小米上市？为什么马斯克可以每周工作 120 个小时，甚至经常在汽车装配车间里过夜，是为了达到投资人的期望值还是为了"特斯拉 3"的量产？这些都只是说到了外在的原因，而内在的原因在于，企业家们产生了"心流"以至于产生了快乐感觉，这种快乐感觉是他们持续工作下去的动力。

关于专注度的另外一个很重要的话题，就是儿童心理，或者说跟儿童注意缺陷与多动障碍（ADHD，俗称多动症）有很大的关系。这种疾病的治疗需要使儿童进入"心流"状态，当然不是打电子游戏的"心流"。ADHD 的治疗在美国属于重要医疗领域，据预测，在 2024 年，它是大约 139 亿美元的大市场。虽然在中国可能大家觉得多动症就是这个孩子好动、活泼，等等，但儿童能在孩提时代就养成专注做事情的好习惯，对于他以后的工作和事业发展，甚至于养成长期学习的习惯，成为终身学习者，都有着至关重要的影响。

在生物化学角度，"心流"经常伴随着特定的放松关键化学分子，"心流"状态下多巴胺、内啡肽的分泌增多。而在心理学上，则经常伴随的是主观意识的关闭，潜意识的打开，具体来讲就是，前额叶皮层与主观执行功能相关的脑区部分关闭。而创造力是怎么来的？创造力正是来源于当主观意识关闭，潜意识脑区打开的时候，所产生的所谓的"默认网络模式"。在潜意识"信马由缰"地驰骋的时候，我们脑海里毫不相干的"想法"所在的神经闭环碰撞到一起，此时创造思维很容易被激发，这就是所谓的"尤里卡时刻"。所以从这个角度讲，"心流"跟创造力也是有联系的。

我们可以把大脑想象成一个有着不同频率和波段的无线电发射台，而脑电波就是这些无线电发射台发射出来的信号。或者我们可以想象大脑是一个大型交响乐团，每一个神经元都是一个乐器，如小提琴、大提琴、钢琴，等等。我们没办法也没必要来测量每一个神经元的电流的大小，就像我们没必要在每个乐器旁边都放一个麦克风一样，我们只需要在演奏会的整个舞台需要的位置放置若干个麦克风就足够了，就像我们只要放置若干个电极，来捕捉这些特别的我们感兴趣的频率和信号就足够了。所以，人在有意识的时候，我们探测到的是频繁思考时的中频 β 波；深度冥想、接近睡眠时，则是低频 θ 波——只有达到"心流"的状态，才能得到相对高频的 γ 波。

当然"心流"只是积极心理学里面很重要的一个学说，相关的底层神经认知科学正在慢慢完善，但"心流"的概念在给我们提供心理引导方面是非常积极正面的。好，那我们如何用脑机接口来辅助人们进行"心流"体验呢？

其实，最早这种辅助是"被动"的，脑机接口一般用来采集脑电波，分析其频率，判断你的大脑是不是处于"心流"状态，却不能指导大脑该怎么活动，怎么进入"心流"状态。所以有了辅助的脑机接口，还是需要经过专门的注意力训练，包括冥想或其他方法，才可以涌现"心流"。所以冥想是实现"心流"的一个重要方法。

冥想现在在美国大火，在中国也方兴未艾。比如美国头部冥想 App（Calm）就是这么一个例子。Calm 是美国的一款冥想与助眠的手机 App。Calm App 免费的版本可以提供一个有限时的冥想辅助功能，如一些呼吸测试，还有睡眠故事。在冥想过程当中，用户可以选择大自然的声音，或者音乐的声音。如果你愿意花 69.99 美元的话，这款 App 它还会提供一些原创的内容来指导冥想，可以针对你想要达到的目的进行思想指导，如产生喜悦、缓解压力或消除焦虑。而且 App 上有总共 120 个睡眠故事可以挑选。

Calm 在 2020 年大火是因为在总统选举之夜选择了赞助 CNN，并在整个晚上把他们的 App 放在大选直播屏幕的左下角。按照 Calm 自己的说法，他们觉得选举过程当中的很多不确定性，会带给选民各种各样的焦虑，而且刚刚好 2020 年也是"疫情大流行"期间，他们的目标就是在大选日的直播中，给观众提供一个平静（Calm 英文含义也是平静）的瞬间，让他们静下心来，同时提醒他们要深呼吸，特别是在这么一个充满喧闹的选举之夜。在 2020 年 11 月 3 号大选日那天 Calm 被下载了 3.5 万次，下载量在 11 月 4 号再次飙升，而平时的日下载量为 2.6 万左右。

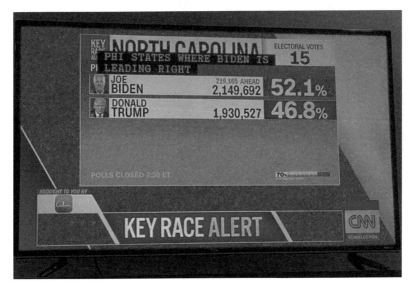

话题回到"心流"，近几年，科学家在找寻主动激发"心流"的方法。比如 ABM（Advanced Brain Monitoring）公司，就可以通过训练让一个人反复进入"心流"状态。

2014 年，ABM 公司 CEO 克里斯·贝卡（Chris Berka）展示了其实验成果，他们通过脑电图（EEG）脑机接口，探测大脑"心流"状态的信号，然后对受测试者的听觉、视觉或触觉进行全方位刺激，让他们本来处于常规状态的大脑，慢慢接近"心流"状态，效果很显著。

经过这种实验方法训练的受测试者，学习速度比原先提升了 2.3 倍。仅经 1 天的训练，85% 的受测试者就可以对大脑状态进行熟练切换了。也就是说，可以通过反复刺激的方式帮助普通人达到"心流"状态，经过训练的普通人也可以熟练地进入到"心流"的状态了。

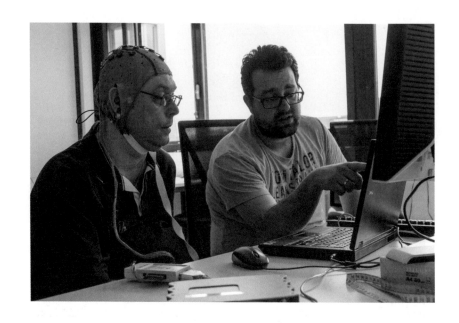

但从前文中莎莉的实验效果来看，显然她进步得更快，因为戴上脑机接口头盔就突然像是变了一个人，这是如何做到的呢？

因为莎莉的实验采用的是另一种"主动"刺激的方法，叫作经颅直流电刺激（tDCS），类似的技术还有，经颅磁刺激（TMS），这两种刺激手段，都可以用来提高专注度。tDCS释放微弱的电压，可以激活数百万神经元放电，将你处在普通状态的大脑，瞬间激活成为一个处于"心流"状态的大脑。tDCS是一种相对安全的经颅直流电刺激方式，电极的放置位置对于电流的空间分布及电流方向至关重要，决定着刺激的有效性。研究成果显示，刺激持续时间跨度为8 ~ 30 min，电流为1.0 ~ 2.0 mA 的直流电是安全有效的。这项技术在神经康复领域中的应用逐渐得到推广，是神经康复领域一项非常有发展前景的无创性脑刺激技术。

tDCS也用于训练美军海豹突击队，用来加强队员训练的效率，提高狙击手的射击精准度。脑机接口会刺激海豹突击队队员，在他们的脑中制造特定的脑电波，让他们可以反复进入"心流"状态。通过这种训练，海豹突击队队员学习一门外语（简单常用语）的时间将会从六个月缩短到六个星期。

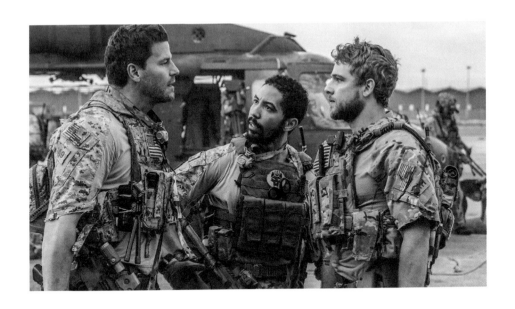

不过美军海豹突击队训练所用的脑机接口现在还是军方机密，我们一般人很难有机会体验到。比较熟悉的是"心流"基因工程（Flow Genome Project）也推出类似的方式用来训练普通人。谷歌的创始人布林和佩奇就曾接受过上述工程的训练，据说已经有两万人体验过。因为极限运动很容易让人进入"心流"状态，所以这套设备主要模拟极限运动的感觉，因为实际感受太好，布林甚至想搬这样一套设备到自家后院每天训练。

Thync 公司是一家提供"心流"控制产品的公司。其产品通过电刺激来提升使用者的精神状态，这是一种产生类似麻醉剂作用的智能穿戴设备，借助了经颅直流电刺激（tDCS）技术，通过手机操控带给人短暂的舒爽效果。Thync 产品只是在人耳后的皮肤上作用了极其微小的直流电，在太阳穴和脖颈后部对人体施加放松的效果。将人体的作用目标设定为皮肤，而不是特定部位

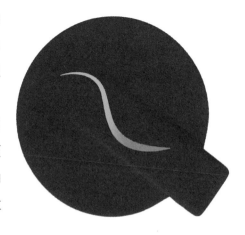

的神经系统或者是肌肉。Thync主要是专注于让使用者在能量和注意力方面的提升，其作用可替代咖啡因，而且它没有兴奋剂所带来的副作用。有了这种产品就可以改善下午的精神状态和注意力，但又避免了因下午喝了咖啡而影响晚上的睡眠，可以说是两全其美。

Thync把他们的这个拳头产品Feelzing跟安慰剂去做了对比。结果发现，这个产品33%的使用者能达到非常强的效果，能量提升分数在7～9分之间；51%的使用者有一些不错的效果，分数在4～6分；相比之下，安慰剂的使用者能量提升分数大部分都只有1～2分。很明显，Feelzing拥有更好的效果。

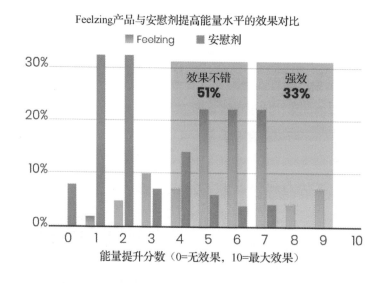

Feelzing产品与安慰剂提高能量水平的效果对比

同时，根据客户数据分析报告可以发现，使用Feelzing产品让他们的警觉度提高了50%，驱动力提高了37%，其他的方面，比如心情、专注力、头脑清晰度等，都有了较大幅度的提升。

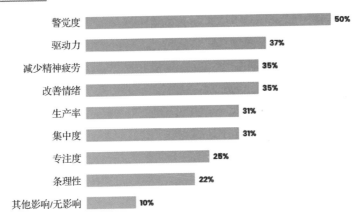

使用效果

警觉度	50%
驱动力	37%
减少精神疲劳	35%
改善情绪	35%
生产率	31%
集中度	31%
专注度	25%
条理性	22%
其他影响/无影响	10%

另外，针对经颅磁刺激（TMS）技术，我们举一个NeoRhythm的例子。这是首款具有多线圈结构和手势控制的脑电波夹带设备。它是一种中低强度重复性经颅磁刺激仪，它的原理是，将线圈适当地定位在产生电磁场的设备内部，就可以精确地瞄准大脑的相应位置以获得所需的效果。利用脉冲电磁场技术（Pulsed Electro-Magnetic Field，PEMF）疗法。公司的科学家用编程控制生成特定的磁场节

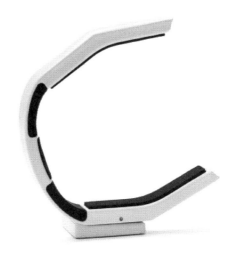

奏，模拟镜像出大脑的自然脑波频率，其中每一个频率都与我们特定活动相关联的"思维状态"相匹配，从而可以达到改善睡眠、改善专注度、减缓疼痛、深度放松、冥想、提升能量与活力的作用。

人类的情感计算

脑机接口的改善作用不单单只是在"心流"激发上，在早期筛查并改善抑

郁症方面，通过脑机接口来判别一个人的情绪与情感，也就是人们所说的情感计算的一个实例。类似的应用还有很多重要的应用。为了更加了解情感计算，我们先来看看什么是情感计算。

　　情感计算出现于1971年。那个时候情感科学家们把情感分为6种不同的情绪：高兴、悲伤、愤怒、害怕、吃惊、恶心。后来MIT教授Picard出版了关于情感计算的专著，也为该观念的宣传普及起到了很重要的作用。之后情感计算的一些组织也慢慢成立，直到最近10年，无论是微软还是其他的一些科技公司纷纷推出情感类的小程序或APP，还有相关的情感计算机器人，为情感计算的商业化和实际落地提供了许多具体的例子。

1971，Ekman，UCSF，6种基本情感：高兴，悲伤，愤怒，害怕，吃惊，恶心

1986，Minsky，MIT：问题不在于智能机器能否有情感，而在于没有情感的机器能否实现智能

2004-2007,Human Machine Interation Network on Emotion欧盟项目，27所大学参与

2010，IEEE情感计算汇刊创刊，IF=7.512

2014,第一代微软小冰情感计算机器人

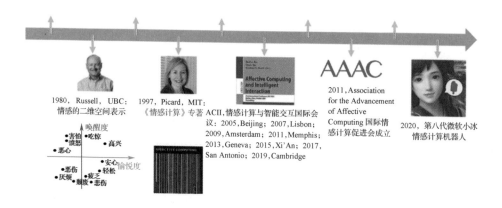

1980，Russell，UBC：情感的二维空间表示

1997，Picard，MIT：《情感计算》专著

ACII,情感计算与智能交互国际会议：2005,Beijing；2007,Lisbon；2009,Amsterdam；2011,Memphis；2013,Geneva；2015,Xi'An；2017,San Antonio；2019,Cambridge

2011,Association for the Advancement of Affective Computing 国际情感计算促进会成立

2020，第八代微软小冰情感计算机器人

　　情绪的维度空间模型可以分为二维、三维等不同类型。情绪二维表示模型最早由心理学家Russell在 1980 年提出，该模型的横轴和纵轴分别表示愉悦度（Valence）和唤醒度（Arousal）。愉悦度表示用户情绪的愉悦程度，唤醒度表示情绪的强烈程度。模型的四个象限区域表示四种不同的离

散情绪类别。它们是：高兴（高愉悦/高唤醒）、轻松（高愉悦/低唤醒）、厌烦（低愉悦/高唤醒）、惊恐（低愉悦/高唤醒）。由于情绪的二维空间无法有效地区分某些基本情感，比如害怕和愤怒，所以后来在愉悦度和唤醒度的基础上又增加了支配度（Dominance）。比如，"愤怒"（Anger）的支配度高，而"害怕"（Fear）的支配度低。这两个模型是目前比较常用的模型。

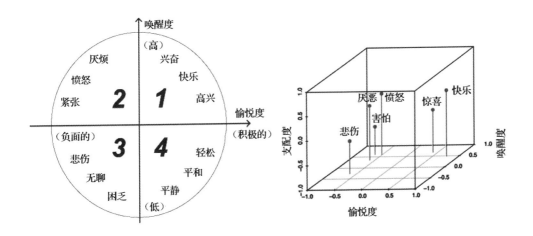

人类的情绪变化通常会伴随着人体中生理信号的变化。生理信号相较于面部表情或者语音信号，它更能够反应一个人的真实情绪状态，而面部表情和语音信号对情绪的表征不够细腻，并且易于伪装。因此，生理信号是情感计算模型的重要输入信号。

用于情感计算的生理信号主要包括脑电波信号（脑电信号）、眼动信号、肌电信号、皮肤电信号、心率电信号和呼吸信号等。由于这些生理信号的频率通常比较低，并且采集时容易受到外界环境的影响，因此通常需要专门的设备进行采集，并且在采集之时需要进一步对信号进行预处理，以提高信号的质量，从而提升情感计算的效果。

生理信号类别	英文名称	英文缩写
脑电图	Electroencephalogram	EEG
肌电图	Electromyogram	EMG
心电图	Electrocardiogram	ECG
眼电图	Electrooculogram	EOG
心率变异性	Heart Rate Variability	HRV
皮肤电反应	Galvanic Skin Response	GSR
皮肤电应答	Electrodermal Response	EDR
皮肤电活动	Electrodermal Activity	EDA
血压信号	Blood Pressure	BP
皮肤温度	Skin Temperature	ST
呼吸模式	Respiration Pattern	RSP
光电容积脉搏	Photoplethysmographic	PPG
眼动信号	Eye Movement	EM
血氧饱和度	Oxygen Saturation	SpO2
脉搏	Pulse Rate	PR

EEG脑电信号的不同频率与情绪有很多关联性，比如不同的脑电波（δ、θ、α、β、γ）都有着不同的人体状态的表达。

脑电波	频率	人体状态
δ	0.1～3 Hz	深度睡眠且没有做梦时
θ	4～7 Hz	受到压力、失望或经受挫折时
α	8～12 Hz	放松、平静、闭眼但清醒时
β	12.5～28 Hz	放松但精神集中、激动或焦虑
γ	29～50 Hz	提高意识、幸福感、放松、冥想

心率电信号对于积极情绪和消极情绪的识别也有很多影响。比如从心率电信号中可以得到心率变异性（Heart rate variation，HRV）指标，也就是心跳周期的变化情况。当受试者受到刺激时，心率变异性会被抑制；而当受试者处于放松状态时，心率变异性则会回到正常状态。

皮肤是人体和外界接触最紧密的器官。人类情感的变化通常会引起皮肤的生理反应。皮肤电反应（Galvanic Skin Response，GSR）对于情绪识别有很大的帮助。当人体受到外界刺激或者情绪状态发生变化时，其神经系统的活动会引起皮肤内血管的舒张和收缩以及汗腺分泌等变化，从而导致皮肤的电阻发生改变。当受试者受到强烈刺激或情绪波动较大时，皮肤电信号变化较大；而当受试者情绪变化较小时，皮肤电信号变化也较小。

所以，脑机接口在运动方面和在情感计算方面的应用就出现了一些鲜明的差别。因为在运动方面的应用我们比较熟悉，比如通过脑机接口来做人体运动状态的交互，以此来控制各种各样的外部设备。运动脑机接口控制的核心部位是运动皮层，而且因为运动皮层是连续的，所以运动脑机接口的工作时间比较短，实现起来比较简单，精度也相对较高。但情感脑机接口需要采集分布在不同脑区的情感单元，而且情绪一般是无规律的，有时候会间断出现。这就会导致情感脑机接口的工作时间比较长，实现难度就会比较大，精度也比较差，有时候甚至还需要有一些反馈机制来对情绪做一些调节。

运动脑机接口与情感脑机接口特点的对比

	运动脑机接口	情感脑机接口
检测位置	运动皮层	分布的多个脑区
时间连续性	运动想象时间上是连续的	情绪无规律，间断出现
检测时间长短	运动控制时间较短	情绪持续时间长
实际难度	实现比较简单，精度高	实现难度大，精度较差
脑机接口、实现要求	一般不需要对大脑做出刺激	必须对大脑做出刺激调节情绪，需要实时反馈情绪状态

青少年的情绪识别与精神疾病防治

仅通过脑机接口识别情绪就需要很多新的技术。这里举一个青少年情绪抑郁的初筛与干预的例子，来说明脑机接口怎样结合其他方面的多模态数据，来实现对青少年抑郁症的控制。

根据英国《经济学人》杂志公布的统计数据，中国青少年自杀率较高，自杀已经成为中国青少年排名第二的死因，仅次于意外事故造成的死亡。中国自从实行计划生育政策以来，每年新生儿数量在1800万～2500万人之间，而每年自杀的青少年数量竟然高达10万人。

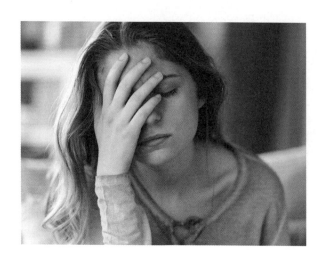

一旦罹患抑郁症，会造成个人精神痛苦、家庭压力和担忧、工作失能、医疗资源占用等一系列问题，导致社会负担增加，以及个体其他慢性病的高发，间接提高死亡率。按卫生经济学专家测算，抑郁症对家庭、企业、国家带来的综合负担极大。2019年降低抑郁症经济负担世界组织（Social and Economic Burden of Depression，SEBoD）估计，中国由抑郁症导致的每年社会经济直接负担超过800亿元，间接负担约为580亿元，是仅次于美国的全球第二大"抑郁障碍高经济负担"国家。2020年世界卫生组织（WHO）、世界银行、美国哈佛大学公共卫生院的研究报告指出，在所有疾病中，抑郁症作为"非致命性负担源"排在首位，也是排在冠心病之后的世界第二大"疾病负担源"。

与庞大的已确诊抑郁症人群对比，许多患者并不知道自己已经患病，也没有接受过任何心理治疗。WHO精神病协会主持的调查结果显示，在认为自己有抑郁倾向的受访者中，超过45%的人表示：不会去看医生；只有不到18%的人选择去医院就诊。原因是：一，费用高昂；二，医疗资源紧缺。

并且传统的抑郁症筛查主要是去医院里做一些心理量表等方面的诊断，效率非常低而且患者一般都会等到已发展成了"重度抑郁"才会去医院。如果有更好的可以快速筛查抑郁症的工具，会对整体的防治工作起到更大的积极作用。这就是为什么脑机接口结合一些人工智能技术之后，可以在这里扮演重要角色的原因。

在学校里，新的技术手段可以为心理教师提供更多的检测方法和干预方式，更好地量化青少年心理与情绪问题。同时，可以通过摄像头来采集视觉信号识别学生的面部表情，结合生理信号比如皮肤电信号、眼动信号等数据，就可以更好地以游戏化的交互式问答方式对他们进行语音和问卷调查，完善个性化的学生情感动态数据画像。再通过人工智能系统，进行多场景、多模态的情感相关数据的采集与计算。

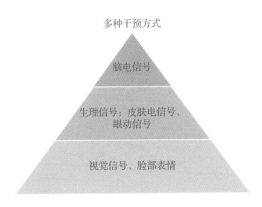

所以，在未来中小学的心理辅导室，甚至可以出现有机器人参与互动的场面：一方面机器人可以通过计算机视觉数据来判断参与互动的青少年的情绪波动和变化，通过识别他的讲话腔调和语音来判断他情绪的状态。机器人通过人工智能的训练可以在青少年情绪的反应上，做出一个得体的应对。通过采集青少年的脑电信号知道他在想什么、有什么样的情感诉求。这样的话其实就不单单只是在娱乐方面的互动，同时也能让参与互动的青少年得到抑郁症的早期检查与预防。

我们可以尝试用新的脑机接口技术，结合人工智能技术对青少年进行抑郁症的心理筛查。未来，我们还可以通过一些数字医疗技术，来对青少年的心理状态进行修复和改善。比如，最近美国批准了一项通过电子游戏来对青少年注意缺陷多动障碍症（ADHD）进行治疗的技术，这是全世界第一个被FDA批准的用游戏作为"药"的数字疗法。这家叫Akili的美国公司，不单单可以用游戏数字疗法来改善ADHD，还可以缓解自闭症以及老年人的记忆力退化。通过对从169例受试者与160例对照组采集到的数据进行分析，发现使用了这个游戏数字疗法之后的青少年的注意力有了一个显著的提升。

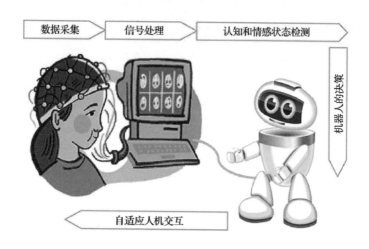

我们再来说说自闭症，自闭症也叫作自闭症谱系障碍（Autistic Spectrum Disorder，ASD），指的是一系列复杂的神经发展障碍性疾病，它会影响孩子的社交、行为和语言交流方面的能力，比如出现社会交往能力障碍、重复刻板的行为，再比如讲话、情绪或要求诉说、非语言沟通等方面的障碍。根据美国疾控中心CDC的一组数据，在美国大约每54名儿童里面，就有1名儿童受到自闭症的困扰。

我们都知道自闭症它不是只有一种，而是有很多亚型，一般是由基因或后期环境的一些影响因素造成的。因为自闭症是一种谱系紊乱障碍，所以每位患有自闭症的人，都有一些不同于常人的需要接受挑战的地方。患有自闭症的人，他们在学习、思考和解决问题的能力方面会有很大的区别。有些患者可能需要在日常生活中得到很多的照顾，而另一些患者可能就不需要太多的照顾，甚至有些人是可以独立自主生活的。

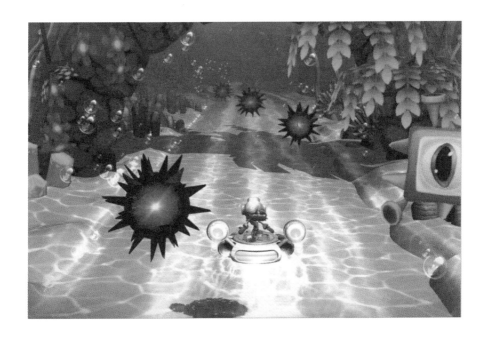

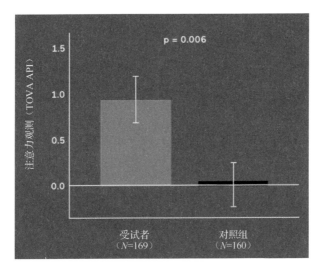

　　有很多因素会影响自闭症患者病情的变化，而且这种病症一般都伴随着其他医学症状比如胃肠道紊乱、癫痫或睡眠障碍。患者往往还会面临一些精神方面的挑战比，如焦虑、抑郁或注意力不集中等问题。自闭症的一些迹象通常在 2 ~ 3 岁就出现了，有些因自闭症而产生的发育迟缓的迹象可以更早地被发现，有些婴儿在18个月就可以被诊断出来。研究发现，更早的干预会带来更加积极的治疗效果，而不是等到病症显性出现之后才去干预，那样就太迟了。目前脑机接口技术也正在与核磁共振技术结合，并利用自闭症的主观性指标的测量数据对儿童青少年进行早期分析筛查，这方面的工作也在我们公司逐步展开。

所以说，数字疗法将会是一个非常具有应用前景的综合性诊疗方法。一方面它可以运用软件和传感器设备来做各类心理参数的分析。另一方面还可以和专业的心理学家合作，处理一些相关的传感器数据，包括相关的标准库中人工智能视觉处理系统所做的图像分析，需要还可以由专家进行自然语言处理。比如与脑电波相关的，其他心率电信号及心率变异性（比如核磁共振，fMRI）等的数据都可以用来对情感领域、神经类信息进行量化分析与筛查。同时，通过数字疗法，我们也可以利用数字游戏或相关软件来对人的心理状态进行干预，以达到治愈和改善患者病症的作用。

我再举一个数字疗法应用在睡眠方面的例子，比如某家知名跨国药企有一种治疗瘙痒的药，可以通过睡眠检测设备来对其药效做量化分析。因为睡眠的好坏直接反映了这种药治疗瘙痒的效果。当药的疗效很好的时候，搔痒感就会减弱，晚上就会睡得很好。反之，如果瘙痒还在继续，那么睡眠也会受到影响。这个时候就可以通过脑电波来监测睡眠状况，从而实时反映出这种药的疗效。如果监测到患者睡眠不好，那么我们就可能要调整药量从而提升用药效果。这就形成了一个药效分析的"服药—检测—调整"闭环。

我们再聊一聊远程医疗。远程医疗与数字医疗堪称孪生兄弟。因为如果我们可以把各类医疗监测数字化，才能有机会通过互联网用远程的方式，让医生对病人进行诊断。

远程医疗也是一个很大的方向。限于篇幅的关系，这里也只能简单举一二个例子来说明。随着数字医疗的普及与可穿戴设备的逐渐完善，我们也会发现，传统的医疗模式，会慢慢过渡到远程医疗方面去。为什么会这样呢？在传统的模式中，医院与互联网的结合就是在线收费、在线挂号和检测结果线上自动传输。但是这些并未完全解决医院的痛点，在我国，医院的一个重要痛点就是"人满为患"。我们经常会发现医院里很拥堵，而且拥堵的一个很重要的原因就是有很多病情重复的病人。而且这些病情重复的病人，他们去医院的目的只是为了做一些很常规的检查，但这明显加大了医院的负担，使得医院中排队等待的患者众多，医生和患者都身受其害。在未来当可穿戴设备和数字医疗变得非常普及时，特别是随着5G及传感器技术的发展，我们会发现医生可以通过远程的方法，来给病人做各种各样的常规检查，比如血糖、血氧、心率、血压以及睡眠监测，然后医生根据这些监测的结果，来给病人做医疗诊断并提供治疗建议或开具药方。这可能是未来互联网医院的一个很重要的运行模式。

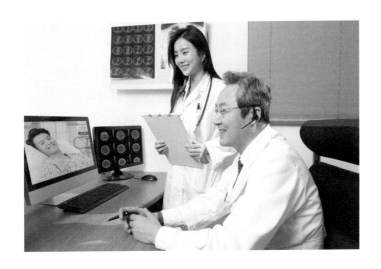

举个更具体的例子，医生通过远程监测可以帮助老年人做睡眠管理。比如一位老年人刚刚做完一个大手术，传统的方式是让他在医院里住院7～14天，通过监测无碍之后，再让他回家疗养。但如果老年人通过可穿戴设备在家里做监测，那就省下了一笔高昂的住院费用。这样不仅可以减轻医院的医疗床位的占用，也可以让老年人在家里享受到更加安逸、舒适的休息环境。医生根据病人的睡眠数据来判断他康复的效果、术后的恢复情况。甚至根据睡眠数据来预测病人未来有没有可能得阿尔茨海默症。这部分我们在第四章已有详细的描述，甚至我们还可以通过睡眠数据来判断抑郁症、糖尿病、肥胖症以及免疫系统的各类相关疾病。这才是未来数字医疗加远程医疗的科技图谱，也是未来互联网医院发展的一个必然走向。

情感与大脑中的神经递质

改变精神状态的前提就是，精神状态可以被测量、被量化，后者已经被证明是可行的。传统意义上，大家觉得感性知识与理性知识代表两种完全不同维度的思维方式和知识结构，但是在未来大家可能会发现，在理性的层面上，世间万物都可以通过物理和化学知识得到解释。

而人类情感总是独立于客观物体而存在，但其实在某种意义上，情感的基本层面很可能是与物理学和化学相关的，因为情感由神经递质和荷尔蒙所左右，而且这些分子可能在未来被量化监测；而通过物理信号包括利用脑机接口、人工智能视觉系统采集的数据或者其他生物电磁信号也可以检测感情状态。所以，在某个维度上未来理性与感性的边界将会越来越模糊甚至统一成一套理论。怎么样通过新型的脑机接口来监测神经递质，从而更好地了解人的精神状态与各种疾病，以及人的情绪波动，也是未来脑机接口和脑科学的一个很重要的研究方向。

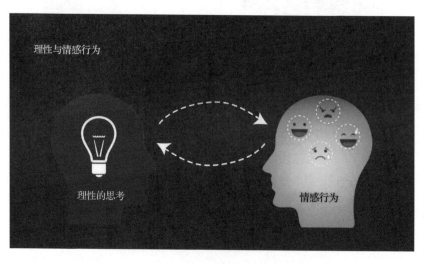

理性与情感行为

理性的思考

情感行为

刚刚我们聊到人的情感是复杂多样的，有喜悦、悲伤、恐惧、愤怒等。你是否想过这些丰富的情感活动和心理状态是如何实现的呢？现在我们都知道人类的大脑是由约 140 亿个神经细胞（神经元）组成的。之前人们一直相信这些神经元的通信是单纯依靠电信号来完成的，一直到 20 世纪初，以诺贝尔生理学或医学奖（1936）获得者奥托•洛伊维（Otto Loewi）为代表的科学家们发现并验证了神经突触间隙和神经冲动的化学传递。原来神经递质才是大脑的化学信使，它能调节你的肌肉、心理和情感。

神经递质是在神经元、肌细胞或感受器间的化学突触中充当信使作用的特殊机体内生分子。神经递质在神经、肌肉和感觉系统的各个角落都有分布，它是动物的正常生理功能的重要一环。神经递质分为兴奋性和抑制性两类，它们之间的平衡保持了人的正常心情，对我们起到重要作用。当前，人类的大脑内约有 45 种不同的神经递质已被确认。比如在人类中枢神经系统中，常见的神经递质就包括乙酰胆碱、GABA、血清素、多巴胺、去甲肾上腺素、肾上腺素、褪黑素、脑内啡等。我们在解释睡眠机理的时候，也经常提到其中的若干元素。我们在此举几例说明神经递质的重要作用。

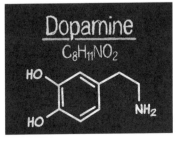

首先是多巴胺（Dopamine）作为一种重要的神经递质，总是被人们与快乐紧密联系在一起。多巴胺和人的爱情、奖赏等诸多美好的事物密切关联，它传递兴奋及开心的信号。多巴胺是脑"奖赏系统"的直接控制者，与各种上瘾行为有关。具体来讲，当多巴胺水平较低时，你会感到得精力不足、精力不集中或情欲低下。大家所熟知的帕金森病就与因多巴胺分泌细胞坏死而导致的患者相关脑区多巴胺分泌不足有着密切关系。L–多巴是多巴胺的代谢前体，而摄入 L–多巴是最常用的治疗帕金森病的方法之一。《"更多"的分子》（*The Molecule of More：How a Single Chemical in Your Brain Drives Love，Sex，and Creativity and Will Determine the Fate of the Human*

Race by Daniel Z. Lieberman），这本书非常详细地描述了多巴胺与"更多"这个词的紧密联系。人类为了分泌更多的多巴胺，去寻求"更多"——获得更多的财富、名利，追求爱情及成就感。总之，多巴胺跟人类的欲望息息相关。

斯坦福大学一位神经学教授在他的播客（Podcast）中描述，当多巴胺分泌的时候有很多相关的有趣的数据。比如，吃一顿美味的大餐，多巴胺的分泌会增加两倍；跟伴侣之间有比较亲密的两性关系，多巴胺的分泌会增加5倍。如果使用某些中枢神经系统兴奋剂，多巴胺的分泌可能会增加10～50倍。所以说多巴胺的量化其实就是一个奖励机制，当然它也是一个"害怕失去"的机制，而"害怕失去"的机制就是"成瘾"的由来，因为如果我们得到某种东西之后，特别是这种东西对我们的多巴胺分泌有较大的贡献时，尝试者就很难去克服在失去这种东西的刺激之后，因为多巴胺水平跌落所导致的失落感。正如吸毒者常会陷入越吸越想吸而难以戒掉的恶性循环。

内啡肽（Endorphin），又叫脑内吗啡，是由脊椎动物的脑下垂体和丘脑下部所分泌的氨基化合物。在大脑内，内啡肽可以与吗啡的受体相结合，从而发挥类似于吗啡的止痛作用，产生镇静效果和轻微的快感。在一定程度上，内啡肽和多巴胺有不少共通的效应，但是两者的起源不同。多巴胺因高兴而生，是人体对自己的奖励，而内啡肽则是"雨后彩虹"，因为痛苦，所以需要安慰。举个例子，人人都爱巧克力，单纯是因为它"好吃"吗？并不尽然，因为它口感良好的同时还能激发多巴胺的释放，使人欲罢不能。但是如果用多巴胺增加来解释许多人喜欢"吃辣"就不太对了。"辣味"本质上是一种痛感，它会激发内啡肽的释放，人们在努力镇痛的同时附带一些"副作用"：辣好爽！所以说，嗜辣和爱巧克力是两种截然不同的体验，前者仿若从苦难中升华，后者则是坠入温柔乡难以自拔。

肾上腺素（Epinephrine）也是本书与睡眠相关的章节中经常提到的分子。在人类漫长的进化史中，肾上腺素在战斗或逃跑（Fight or Take-Flight）行为中扮演了非常重要的角色，它能增加肌肉的血流量和心脏血液输出量，促使瞳孔放大和血糖上升；瞬间提升人体机能（体力，智力），用于对应突发的外在威胁。肾上腺素还用于治疗多种病症，包括治疗心脏骤停、过敏反应，或利用其能够使血管收缩的功能来阻止表浅性出血等。另外，随着现代社会生活节奏的加快，人们感受到越来越多的外部压力，时常感到焦虑，这时体内就会释放出大量的肾上腺素。体内的肾上腺素骤升，会让人产生强烈的生理上的恐慌感，出现包括心跳加速、呼吸急促或头晕在内的症状。

在众多的常见保健品中，有一种叫作5-羟色胺的保健品，也就是血清素（Serotonin）。血清素是一种抑制性神经递质，因首先在血清中被发现而得名，后来人们发现，它就是大脑中存在的5-羟色胺。血清素主要存在于胃肠道、血小板和中枢神经系统中。广泛存在于哺乳动物组织中，在大脑皮层及神经突触内含量很高。在外周组织（指皮肤和腹腔内脏）之中，血清素是一种强血管收缩剂和平滑肌收缩刺激剂。血清素还能增强记忆力，它被普遍认为是幸福感和快乐感的贡献者，也被用作一种较为和缓的抗抑郁药成分，所以血清素一般被认为是一种"活在当下"的分子，相较于多巴胺对未来的渴求，得到越多想要越多，血清素是一个"安乐祥和"的存在，也就是所谓的活在当下，活在这里，活在现在，是一个"知足常乐"的分子表达。

另外一个就是催产素（Oxytocin），催产素与社交关系的相关性非常大，因此它被称为"社交分子"，随着催产素的分泌增加，人的社交性明显提高。但也有具体应用场合，当人们接触到较为熟悉的人时，催产素将让他们更擅长交际；但如果是面对陌生人，催产素将没有任何效果。人们同时发现，催产素可促使已婚男士远离其他对自己有吸引力的女性，从而避免婚外情的出现。调查表明，吸入催产素的已婚或恋爱中的男士们在对美女照片的反应上明显迟钝了很多。这一调查结果显示，催产素是促进情侣之间"忠诚不二"的"催化剂"。同时，催产素也可以影响一个人的慷慨或自私程度，所以它又被称为"道德分子"。催产素可以提升同情心，如果这种化学物质在某些人身上被抑制，那么他的表现就会更倾向于自私。女性在怀孕期间分泌的催产素有利于增强她与婴儿之间的联系。

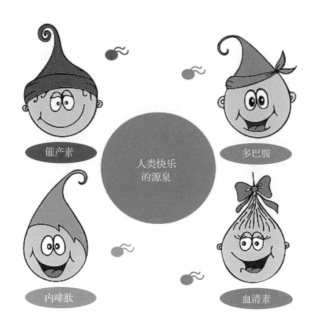

第一章我们谈过，不同种类的神经元借由多种不同的神经递质，来共同实现感知、决策和运动等高级神经功能。这些或兴奋性或抑制性的神经递质扮演着信号传递者的角色，直接或者间接地控制着人体内的生理过程或建立人与外界的认知桥梁。另外，神经递质异常还会导致一系列精神疾病或神经退行性疾病，如阿尔茨海默症、多动症、精神分裂症、帕金森氏症等。研究这些神经递质的相关神经环路为未来精准医疗和新型药物研发打下了重要基础。

神经递质的测量有很多技术上的难点。测量时需在活体生物体内进行实时检测，另外神经递质在体内的浓度很低并且波动较大，加之其在神经系统之中的分布不均，这些都给神经递质的测量与进一步的研究带来了很大的挑战。

首先，神经递质的测量对灵敏度与选择性的高要求。绝大多数的神经递质在中枢神经系统中的浓度是很低的。比如我们之前提到的多巴胺，作为一类极为重要的神经递质，其冲动（Impulse）浓度只有0.5 ~ 1微摩尔，这个浓度相当于血液中钙离子浓度的千分之一（约为1.25毫摩尔）。这就要求测量仪器具有相当高的探测灵敏度。另外，由于神经系统中存在的神经递质种类极多，考虑到其他的生物分子与物质带来的干扰影响，测量对选择性的要求也非常高。继续以多巴胺的测量为例，体内的多种代谢产物都会对其造成影响，比如体内大量存在的尿酸与维生素C。这是神经递质测量技术需要克服的第一关。

其次，对"时间分辨率"的要求。不同于胰岛素与血糖，神经递质的释放和作用时间都是极短的。多巴胺的每次释放仅会持续大约100毫秒。在这么短的时间内，探测传感器必须拥有实时测量的能力与很高的探测频率。实时测量的概念类似于现在的持续血糖观测仪，相较于定时取样，测量时刻都在进行，以求反应神经递质的真实动态信息。探测频率是指每秒取样数量，考虑到神经递质的释放时间较短，比如多巴胺（100毫秒），若要获得完整的释放轮廓/轨迹（Profile）就要求测量频率达到至少10Hz。这对许多现有技术是非常大的挑战。

然后，对"空间分辨率"的要求。之前提到不同的神经递质在神经系统中的分布是十分不均的。我们知道大脑是由颞叶、额叶、顶叶和枕叶等组成的。多巴胺就释放于颞叶中称为黑质区的分泌神经元。这就对信号的空间分辨率提出了很高的要求，不仅需要将探测区间限制在一个极小的范围内，而且探测器还需要穿透上层脑组织来接收信号。在很多神经递质的机理研究中，对空间分辨率的要求是以纳米为单位计量的。为了达到较高的空间分辨率，最直接的做法就是缩小探针的三维尺寸，这对探测的器件制作精度提出了极高的要求，通常需要研究者具备专业的化学、生物、材料与工程（材料与电子）背景。另外，值得一提的是，通常情况下生物探测的灵敏度是与探针或传感器的尺寸相关的。根据神经递质的测量对高灵敏度的要求和高空间分辨率对探针尺寸的要求，这其中就需要针对特定的技术、材料，或者应用场景做出一定的取舍。

最后，要讨论的是侵入式脑机接口探针所造成的组织挫伤或非侵入式探测所造成的其他副作用（关于侵入式脑机接口探针我们在第六章还会详细介绍）。因为神经递质对测量的要求很高，现今大多数用于神经科学研究的技术仍以侵入式为主。先以侵入式探测为例，探针所造成的软组织挫伤是神经递质探测的一大挑战，即使是在动物实验中，有些软组织挫伤所带来的影响依然显著，在这些问题得到解决之前，真实的人类实验还比较遥远。虽然已有研究机构（例如 Mayo Clinic）进行了相关的人体试验，但其中有很多问题依旧没有解决。第一是探针伸入大脑时所造成的物理伤害。探针一般会从大脑皮层进入大脑内部，这会在大脑组织上留下一个孔洞，孔径与探针直径相似一致。现在学术界一般认为，直径在 100 微米及以上的探针造成的软组织挫伤是显著性的。另外一点与神经递质测量本身有关，探针对软组织造成的伤害会使脑组织释放多巴胺、腺苷等神经递质，这对神经递质机理的研究本身带来很大的噪声与不确定因素。

因为神经递质的测量具有以上技术难点，没有一种测量技术可以很好地解决所有问题，科学家开发了多种实时神经递质测量的技术，如磷光和荧光成像、微透析等技术已经取得了重要的进展。

近年来，随着材料科学的发展，其应用也迅速拓展到了神经科学研究领域。在电化学方法被应用于神经科学的数十年间，碳纤维电极一直是被广泛使用的电极材料。其优势在于，具有很好的电化学活性，制作方便，成本低。然而其在灵敏度和选择性上的瓶颈限制了性能的提升。1991 年，随着以碳纳米管为代表的碳纳米材料的发现与成功合成，碳纳米材料被越来越多地应用于各个领域。由于其化学表面富含反应基团，粗糙的表面结构使得表面积增大，以及低电阻等特性，基于碳纳米管或者石墨烯（2004 年石墨烯被发现，也是新型碳纳米材料）的探针被广泛应用于神经递质和其他生物物质的测量中。以多巴胺的测量为例，碳纳米管材料探针配以快速循环伏安扫描法可以达到数十纳摩尔（单位摩尔浓度的十亿分之一）的检测灵敏度。碳纳米材料探针的研发及其相关的器件合成技术将会给神经递质的测量和神经科学的发展提供强有力的工具支持。

虽然碳纳米材料已经在能源等领域有了丰富的应用，然而受限于生物探针在设计上的难点，碳纳米材料的设计、制备与修饰仍然是当前的研究热点。

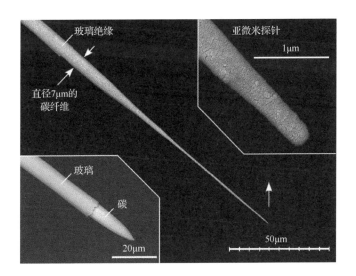

虽然神经递质的测量现在仍处在基础神经科学研究的阶段，随着人类对人体神经系统的进一步了解，用于神经递质测量的仪器将离我们越来越近，将来神经递质的测量或许就会发展成像现在的便携式血糖仪一样便利。近期来看，神经递质的测量在神经退行性疾病的临床监护领域有很大的应用潜力。比如大家所熟知的帕金森病就与相关脑区的多巴胺分泌不足有着密切关系。如果能将神经递质探针植入到病人的相应脑区进行多巴胺的实时监控测量，那么医护人员就可以获得病人病情的实时信息并有针对性地提出或改进治疗方案。

神经递质是大脑产生的化学信号，它能调节你的身体、心理和情感体验，不同的神经递质之间的平衡保持了人的正常心情，对我们起到重要作用。畅想未来，植入在特定脑区的神经递质探针或者阵列，可以实时监控各项神经递质及其浓度，从生理角度告诉用户他们当前的心情，并结合其他技术来调节心情，真正做到情绪可控。在未来，人类将可以通过测量多巴胺来寻找心动伴侣，精准捕获爱情，寻找自己的灵魂伴侣（soulmate）。

从实验室走向市场

金字塔第二层是改善，涉及的无论是"心流"、冥想还是抑郁症、自闭症的数字疗法，都属于离商业化比较近的应用方向，为了让你对于脑机接口的商业化有更直观的理解，我们来介绍一个关于市场成熟度的计算。

在侵入式或者非侵入式脑机接口从实验室走向市场的过程中，存在很多障碍，但也有很成熟的应用。为了说明这个问题，这里设计一套脑机接口市场成熟度公式，来帮大家更好地理解脑机接口的商业化程度。这个公式如下：它在市场的接受度（商业化的成功程度），取决于以下几个因素，比如它在市场应用中对社会/个人的效用（utility），技术就绪指数，成本及临床风险性，它们体现在下述公式中。

$$脑机接口市场接受度 = \frac{社会/个人的效用 \times 技术就绪指数}{成本 \times 临床风险性}$$

社会/个人的效用：指这个产品对于社会或者个人的实用性和必需性，是衡量消费者在使用这个产品之后的满意度的指标；借用古典经济学的概念，我们把"效用"定义为一个可量化的指标，用来表示心理的满意度。为了更好地说明效用这个概念，我举例商业上用来监控冥想和瑜伽训练的EEG脑机接口，虽然这个产品在应用的时候从技术上看是没有任何问题的，但是对于很多瑜伽训练者来说，更多关注的是瑜伽动作上的训练，而不是内心的修炼，所以对他们来说效用就偏小。又比如用来监控专注力的脑机接口，可能对于很多成年人来说效用就偏小，而对于儿童就更重要一些，所以成年人的刚需程度就没有那么强。但未来的脑机接口，可能会成为我们身体的一部分而不可分割，就有点像我们的手机一样不能离手，我们时时刻刻都要用到它，它就成为了"超级刚需"，而它的效用分数就会非常高。个人效用分数显然跟市场接受度成正比，效用越高，市场接受度越高。

技术就绪指数（Technology Readiness Level，TRL）：指这个技术发展的成熟度指标。TRL是一个非常量化的指标，它可以从最低分的基础研究开始，到研究结论证明可行，再到技术发展、技术展示、系统测试与运行等各个阶段，都有可以标记的分数。比如犹他电极，就已经进入到各个实验室和公司的商业化应用，作为侵入式脑机接口的必备链接之一，它的技术成熟分数就会比较高。TRL 也会跟市场接受度成正比，TRL 越高，市场接受度也会越高。

成本（Cost）：指生产这个产品所支付的花费，这个花费可以包括材料费、产品加工费，还包括植入手术费用（针对侵入式脑机接口）。比如仿生电子眼的手术费用可能就很高。在美国，这类手术的医疗费用，包括药品和人工费用都非常高，不单单对于发展中国家，对于同样的欧洲发达国家来说，也是高出天际。所以我们在讨论侵入式脑机接口或者非侵入式但用于临床且需要经过 FDA 批准的脑机接口的时候，成本都是一个不可以回避的问题。所以在未来，脑机接口需要大规模应用的时候，它的植入必须要非常简便、快捷且绝对安全，就像是激光近视眼矫正手术那样，悄无声息地完成。只有控制成本，它才可以被大众所接受，所以显而易见的是，成本越高，市场接受度越低——市场接受度与成本成反比。

临床风险性（Clinical Risk）：指使用脑机接口可能产生排异现象、感染等临床风险。再次例举犹他电极，虽然它的效用和技术成熟度很好，但也存在风险例如接口处结疤会影响信号传递，同时只要是侵入式手术就会带来感染风险，所以临床风险是一个侵入式脑机接口不可回避的问题。临床风险性越高，市场接受度越低——市场接受度与临床风险性成反比。

总结一下，将当前的商业化脑机接口做一个总结，我绘制了下表，它分别从效用、技术成熟度、成本、临床风险、市场接受度这五个维度，为不同的脑机接口技术做了一组评分。当然，这些数据并不算是真正的"数据"，它仅代表本书作者的一些看法。从 1 至 5 表示从低到高 。利用这些数据，我们就可以用市场成熟度公式来计算市场接受度了。比如黄色部分就是通过公式计算得出的结果，从结果我们可以看出，未来的理想脑机接口有很高的市场接受度。从目前产品来看，人工耳蜗也有很高的市场接受度。而还停留在实验室阶段的脑皮层接口，或者是犹他电极等，它们的市场接受度就相对低一些。

金字塔第二层，改善。通过采集脑电信号，分析大脑状态，可以监测我们的大脑。而最新的研究已经可以通过刺激大脑，进入专注度非常高的"心流"状态。本章还介绍了怎么样改善抑郁症、自闭症，情感计算，神经递质以及远程医疗等内容。用脑机接口激发"心流",提升专注力,在未来会有非常大的市场。很多公司的相关产品也在研发中,未来将会有比较成熟的产品。

	效用	技术成熟度	成本	临床风险	市场接受度
商业化非侵入式接口 EEG	2	4	1	1	8
商业化侵入式接口（人工耳蜗）	5	4	2	2	10（很高）
商业化侵入式接口（仿生眼）	3	4	3	2	2
商业化侵入式接口 犹他电极 MEMS	5（对于瘫痪病人）	4	2	4	3.3
实验室脑皮层接口 ECoG	3	3	3	3	1
未来的脑机接口 BCI	5	5	2	1	12.5（很高）

技术发展还有个规律,出发点虽然是治疗和改善,下一步都是改造、升级与迭代。脑机接口也不例外,有一些科学家和公司就专门关注如何用脑机接口增强人类智能,接下来将为你介绍。

第 6 章

增强：

如何提升你的大脑算力

大脑的"数字化第三层"

接下来，进入金字塔的第三层，增强。就是利用脑机接口让我们获得人类不曾拥有的能力，或者让我们现有的能力更强。

与金字塔的前两层——修复和改善不同，用脑机接口增强人类的能力，还没有得到真正实现。但偏偏就有很多科学家和公司专注于研究增强方向。

他们为什么这么执着呢？比如用脑机接口实现记忆移植，甚至增强记忆，这些能实现吗？

先说记忆移植，这又是一个好像只能在科幻片里看到的技术。几年前，如果别人跟你说，他要把他的记忆移植给你，你一定觉得他是个疯子。但现在用芯片备份记忆，却不是天方夜谭。因为，科学家找到了一个技术实现的关键——如果有办法复制海马体，就可以备份记忆。

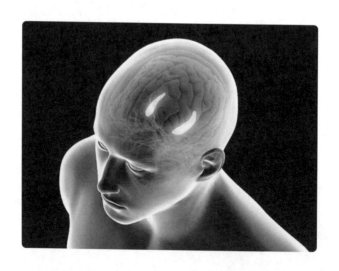

这是怎么回事呢？

你可能知道，海马体掌管记忆，如果海马体退化或受损，人类就会失忆，我们常说的阿尔茨海默症就是这个原理。但其实海马体并不是记忆的生产者，也不是存储记忆的硬盘，它只是记忆的搬运工。

你要是想长久记住一件事，一定要靠海马体把短期记忆转化为长期记忆储存下来才行。所以海马体更像是大脑里的记忆程序员。每当一条短期记忆要被转化为长期记忆的时候，它就会对这些短期记忆进行编码，然后再输出一条长期记忆密码给大脑，大脑一看到这个密码，记忆就长期保存下来了。

2002 年南加州大学的西奥多 – 伯格（Theodore Berger）教授发现了海马体的记忆密码，就开始尝试用芯片储存记忆密码的数据，再用芯片代替"海马体程序员"的工作，2013 年他终于在猴子身上完成了实验。

他的备份过程大概是这样的：把芯片植入一只猴子的大脑，然后训练这只猴子在 30 秒内按到正确的按钮。接下来，把芯片复制到另一只猴子脑内，第二只猴子居然直接选择了正确的按钮，完成了本该通过训练才能完成的动作。

记忆移植，听上去特别神奇，但技术实现并不神秘。伯格教授做的芯片，其实就是用数学模型模仿了大脑里海马体的功能。到 2016 年，伯格教授用记忆芯片尝试做人类实验，移植成功率已经接近 80%。

当然，这只是一段记忆的备份和复制，甚至像猴子的实验一样，只是一个行为的复制而已。但这是一个很有意思的研究方向，如果植入硬件技术发展到一定的水平，人类意识可能真的会永存。知名的脑机接口公司 Kernel，在 2016 年，就想过把伯格教授的研究成果商业化，比如用脑机接口技术来实现记忆复制，甚至能在未来增强人类的记忆。

虽然目前 Kernel 已经改做非侵入式脑机接口了（参考第二章）。但这些实验也给人们提供了更多可以遐想的方向，如果记忆都可以用芯片的方式备份和储存，那人类的意识和情感呢？如果记忆、意识、情感都可以转化为电子信息，储存在芯片中或者上传到云端，是不是一个人就可以在数字世界实现永生了呢？

显然抱有这样想法的不只有 Kernel 公司和伯格教授。另一个执着于增强技术的脑机接口公司，就是埃隆·马斯克的 NeuraLink。在 2017 年马斯克进入脑机接口领域，因为有了他的加持，脑机接口一下子被推向硅谷明星的地位。

为何脑机接口就吸引了马斯克的注意呢？

因为马斯克看中了脑机接口可以给人类的大脑进化出"数字化第三层"。刚听到这个词有点懵，数字化第三层是什么意思？第一层和第二层又是什么？

这个概念是对照大脑目前的两层结构提出的。最早大脑只进化出边缘系统，掌管着欲望，这是第一层。后来大脑慢慢进化出大脑皮层，掌管着理性，这是第二层。

表面上，大脑的两层和谐共处，但实际上，它们常常在大脑里"打架"。你肯定有过这种经验，你的欲望与理性在大脑里发生争执。欲望想要吃巧克力，但理性告诉你巧克力热量太高了，会长胖。这时候我们就需要马斯克说的第三层大脑，来协调前两层的矛盾。

西北大学的莫兰-瑟夫（Moran Cerf）提出"感觉分离（Sensory Decoupling）"的概念。"感觉分离"是说，你的体验和你的感觉，没必要绑定在一起。

就像刚才的问题，你完全可以利用脑机接口，直接给边缘系统输送一些数据和算法，边缘系统收到数据，就有了"吃到巧克力"的感觉。你获得了吃巧克力的乐趣和快感，但现实中根本不需要真的吃下一块巧克力。

如果有一天脑机接口真的可以做到让感觉分离，那会发生什么？设想一下，你可以用脑机接口体验性爱的愉悦，你可以感受极限运动的快感，你可以尝试不同经历的乐趣，却完全不需要亲自去经历它们。

除了感官体验的增强，马斯克所说的"数字化第三层"，还包括人类和机器智能的融合。

不过这种融合并不是刚发生的事。如果你站在20年前的视角看现在，就会发现，现在的人类智能已经大幅度增长了。那时候美国总统都办不到的事情，我们今天可以轻易能做到。

比如你可以利用搜索引擎找到任何问题的答案，能完成惊人的计算，可以存储超级大量的信息。从这个角度看，今天的人类和20年前的人类，甚至不是同一种生物了。

那么当脑机接口可以实现"数字化第三层"时会出现怎样的情景呢？这就

相当于，要把现在的手机、电脑，这些增长人类智能的数字设备，直接与大脑连在一起。脑机接口变成了新进化出来的大脑结构，掌管数字智能。

实现"数字化第三层"之后，人类可以拥有计算机的存储能力和运算速度，因为可以随意调取计算机和云端的信息。比如，你和朋友交谈，可以轻松引经据典；要完成任务的时候，也能快速分析对比所有潜在情况，找出最优解。

所以从知识的角度来说，拥有数字化第三层，意味着所有的知识都会成为你的武器。听起来是不是很厉害？

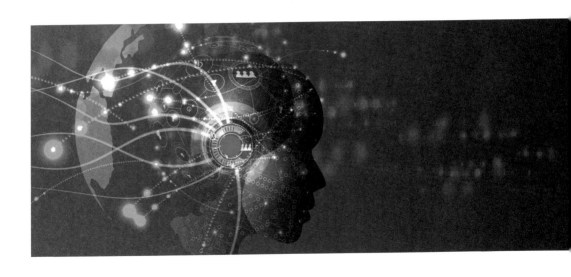

但真的能实现"数字化第三层"吗？现在的技术离实现"数字化第三层"还有多远呢？答案是：很远。因为脑机接口技术突破最关键的问题并没有解决，那就是"带宽"。

你可以把"带宽"想象成脑电信号传递的通道，信息在大脑与计算机之间流动，流动通道有多宽，就决定了能流动信息的数量级和速度。

那我们来看看大脑的算力究竟有多大？我们的大脑每时每刻释放的信息量是非常巨大的。假设大脑中1%的神经元同时放电，相当于能在1秒的时间内发送400部高清电影。

如果想要让大脑能够无障碍地与机器进行沟通，脑机接口就应该也具备1秒钟发送和接收400部高清电影的能力。但这是非常高的带宽，大概是现在最大带宽的数十万倍。所以谁能先解决带宽的问题，谁离数字化第三层就更近。

把带宽这个问题换算成技术实现，你可以简单理解为单位面积电极的数量。

有时候我们需要的电极不会很多，比如你的大脑发出运动指令，让你的腿向前迈一步，这一过程产生的脑电信号可能需要数个电极就可以探测了。但如果你想把大脑中的某个简单的思考过程传输出去，想要获取此时的脑电信号信息，几百个电极都不够。而我们说过，现在商业化程度最好的侵入式犹他电极，也只有100个电极，只能采集数百个神经元的活动信号而已。

未来，带宽是脑机接口发展的关键突破点。著名的未来学家雷－库兹韦尔（Ray Kurzweil）预测，到2045年，人类智能将在脑机文明上有上亿倍的增长。

在不了解带宽的发展之前，你可能觉得他的预测不靠谱，但如果电极遵循"摩尔定律"发展，库兹韦尔的预测也可能会成真。

为什么呢？实际上科学家对电极的研究，有一个所谓的"摩尔定律"，说的是单位面积电极数量的增长，一般每7.4年翻一倍。如果电极能够同时记录100万个神经元，就可以做出全脑接口了。

从20世纪60年代的可以记录单个神经元信号的单个电极，到1980-1990年上百个电极的同时记录；从2000年的数百个电极，到2010年钙成像技术，再到2020年成千上万个电极的记录，电极的通道数已经实现了惊人的发展和飞跃。接下来，我们会重点介绍这些电极的发展情况。

随着研发速度的加快，脑机接口的"摩尔定律"也有可能赶上晶体管的"摩尔定律"，也就是实现单位面积电极数量每1.5年翻一倍，如果照这样计算，我们距离全脑接口，好像真的不是很远，可能只需要30年。

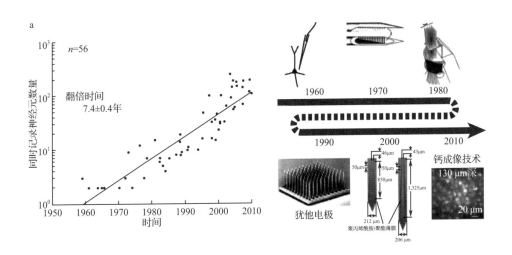

关键技术的进展

　　为了让未来脑机接口的电极发展规律能赶上晶体管的"摩尔定律"，科学家们也在新材料等各个新兴领域做出了各种各样的尝试，其中探针电极技术就受到很多的关注。探针电极技术的空间分辨率尤为重要，因为探针伸入时会造成物理伤害。探针一般会从大脑皮层进入大脑内部，这会在大脑组织上留下一个孔洞，直径与探针直径一致。现在学术界一般认为，直径在100微米及以上的探针造成的软组织挫伤是显著性的。

　　除了尺寸带来的挑战，另外就是探针可能对软组织造成伤害，一方面软组织结疤会导致探针电极失去活性，另外一方面生物相容性的缺失会导致探针伤害人体细胞，也是造成伤害的一个很重要的原因。探针所应用的材料本身对脑组织的影响首先是植入的电极对大脑来讲是一种"异物"，植入后脑组织会出现生物体排斥反应。严重的排斥反应会导致植入探针的脑组织反复出现无菌性炎症、皮下积液、皮肤磨损甚至破溃。另外，探针本身的材料特性包括材料的柔软程度、表面涂层，以及探针植入手段与技术等也至关重要。

　　正因此，在侵入式探针中，特别是钛合金和铂等金属被主要应用做探针材料的情况，比如著名的犹他电极（Utah Array），金属探针可以很好地收集脑电信号，然而并无法实现对脑组织内各神经递质的测量（有时候除了测脑电信号，也需要测大脑皮层的化学分子）。常用于测量脑电信号的纯金属或其他合金探针无法较好地完成探测。这与神经递质的特性有关：高灵敏度和高选择性的探针需要对特定神经递质目标进行测量，这就需要借助每种神经递质的化学特性了。比如说每种神经递质所发生的不同的电化学反应需要借助其在电化学探针（脑电极）表面的特异性，而金属电极本身并不具备这种特性（反应惰性）。

碳基材料得到了很好的应用。除了碳材料表面性质对神经递质测量的优越性，相对于金属材料，碳基材料特别是碳纳米材料具有很多其他优势。首先，碳材料成本低。不同于贵金属或合金材料，碳材料的丰度极高而获取成本极低。随着现在碳纤维、石墨烯、碳纳米管等合成制作技术的提高，碳材料单位造价持续降低。因此会有越来越多的碳材料应用到神经科学研究，甚至是脑外科临床应用中。另外，碳材料的制备也相对简单。相比于高耗能的金属冶炼，然后切割成神经测量可用的微型探针，碳材料的合成与制备要求相对就低很多了（这里可以简单提及CVD和其他常用技术）。与之相关的，金属的柔韧性比碳材料要差，这也增加了其在植入探针使用中的难度。最后，碳元素占据了人体成分（脱水状态下）的55.6%，相对于金属，碳材料拥有更好的生物兼容性，可以降低脑组织出现生物体排斥反应的风险。

湿法或者干法制作的碳纳米束被应用于多个领域中，其中也包括神经科学领域。简单说来，湿纺（Wet Spinning）或者干纺（Dry Spinning）就是在不同环境下将很多多壁碳纳米管纺织在一起所形成的结构，所形成的碳纳米束具有碳纳米管的性质并可以应用于多个领域。碳纳米束的直径大约只有十几到几十微米，不到头发直径的四分之一，并且非常柔软，是非常理想的植入材料。除了上述（下面也有具体提及）对神经递质测量的优越性质外，研究还表明碳纳米束可以用于深颅电刺激，替代现在广泛使用的铂探针/电极。在动物实验中，碳纳米束探针拥有显著性低于金属电极的组织接触阻抗（Tissue Contact Impedance）。在帕金森病的治疗研究中，碳纳米束探针被用作深颅电刺激，表现出了与 10 倍于其直径的金属探针一样的电刺激效率，并显著降低了植入手术所带来的炎症反应（Inflammatory Response）。这些都验证了碳纳米束这种新材料作为长期植入探针所具有的巨大潜力。结合之前提到的碳纳米束还可用于对神经递质的测量，这就使得碳纳米束具备了 DBS 深颅电刺激与神经递质测量的双重功能。一种探针一次植入可长时间、多功能应用——在需要用作 DBS 探针时刺激相应脑区，在静默时用作神经递质探针收集信息用于病人的长期监护，可真正实现与脑信号的"双通"。长远来看，理想的仪器应具有闭环系统：根据病人的实时神经递质和其他信号的检测信息，自动实时为病人提供个性化诊疗服务。

天堂医疗公司（Paradromics），一家美国旧金山的脑机接口公司，在 2019 年前开发了每平方厘米 1 万个电极的高密度电极阵列，在那个时候是拥有最多电极阵列的模块。

而且这家公司可以把电极的直径做得特别小，大约 10 ~ 20 微米的尺寸，这样的尺寸下虽然金属探针电极很坚硬，但也不至于损坏大脑皮层的血管。但如果电极尺寸再稍微大一些，比如接近 75 微米，那就很难避免对血管造成伤害。

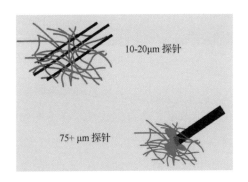

10-20μm 探针

75+ μm 探针

Paradromics 在 2020 年又有大动作，公司新推出了 Argo 系统。Argo 系统是一个基于铂铱合金的大规模电极阵列。也是迄今为止在神经信号的记录方面具有最高通道数的系统。它可以同时记录 6.6 万个通道并且采样频率在

32kHZ，具有12位的分辨率。这个系统就是为了记录大脑皮层信号而设计的，它可以插入到大脑内部，或者在大脑表面做信号的采集。系统已经完成了在小鼠身上同时记录791个神经元信号的任务。同时也在羊身上记录了大约3万个局部场电位（LFP）信号。目前来讲，它是一个需要固定在头部的系统，但是根据微调也可以适应不同的临床变化。所以说这个系统为未来植入大脑皮层的侵入式脑机系统铺平了道路。公司计划在商业化方面先推出大约只有400个探针的电极，这个电极模块的大规模商用估计会在2023～2024年。

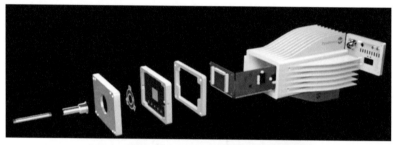

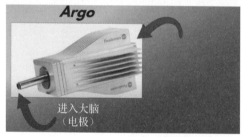

进入大脑
（电极）

　　Paradromics打了一个很好的关于信息交流速率的比方，来说明他们公司的电极相比其他公司的技术做出了怎样的改进。在下图中犹他电极每分钟只能输入8个单词；眼动相关的打字技术每分钟输入20个单词，这个技术就是以前英国物理学家斯蒂芬霍金所使用的眼动技术。还有很多例子，比如使用手机每分钟可以输入50个单词；手写每分钟55个单词；摩斯密码是每分钟75个单词；键盘是每分钟120个单词；而Paradromics公司的技术能达到的速率是犹他电极的50倍，可以做到每分钟400个单词。

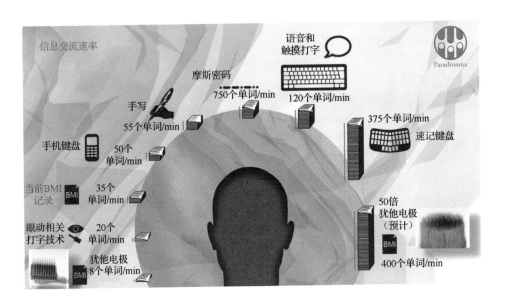

在电极的数量上能与 Paradromics 公司比拼的，肯定是 Neuralink 公司。Neuralink 公司是马斯克在 2019 年年底创立的。关于马斯克可能很多人已经非常熟悉了，他创建了目前电动车领域头部公司特斯拉，同时也创建了目前全世界最大的私人航天公司 SpaceX。 Neuralink 2020 年刚刚研发出来的一项新技术其实就已经突破我们的认知了。由下图可以看到，这是一个由 1024 个通道所组成的非常小的芯片模块，而且它可以跟头盖骨直接嵌套在一起。这样从表面看起来其实是不太容易被觉察到的。而且这个芯片还包括了 IMU 六轴体动技术，温度、压力传输，兆级的无线传输速率，数据压缩，以及全天候的电池续航等集成技术。白天用完之后，晚上再充一下电，它的无线传输距离也可以达到 5 ~ 10 米。

同时，它是一个完全无线充电的设备，使用起来非常方便。马斯克之前其实也提到过，侵入式脑机接口的植入技术，希望可以做到跟激光矫正近视眼一样几秒钟就搞定，那其实就是未来我们需要的技术。他们技术研发的方向也在往这个方向拓展，比如，马斯克表示用他们的手术机器人来做实验，时间可以少于一个小时，而且患者不需要住院，当天做完就可离开，也不需要任何麻醉剂。

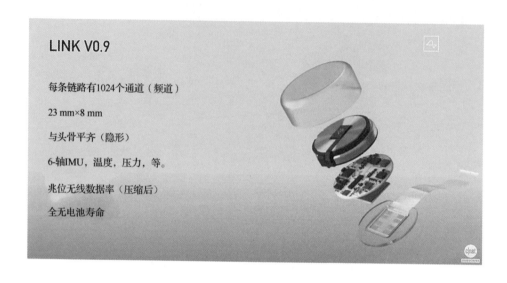

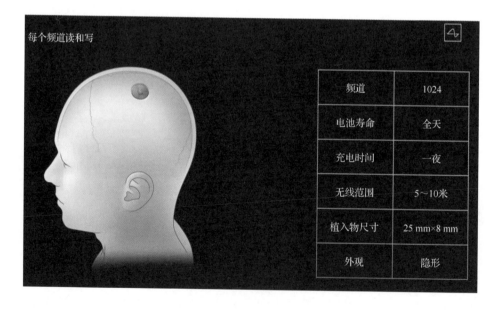

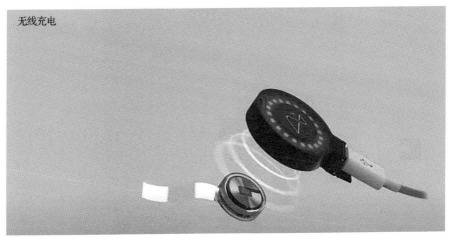

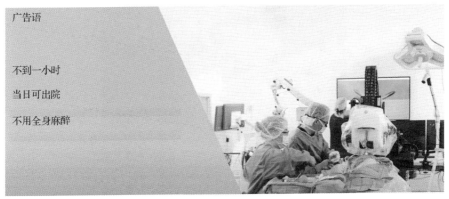

手术机器人项目的一个比较核心的器件，就是"缝纫机"技术。这个庞然大物看起来像一台缝纫机，但其实是手术机器人，而且是一个非常"精细"的手术机器人。这个手术机器人可以把一丝一缕的柔性电极，通过一个在微观层面才能看得清楚的操作——把柔性电极一根根"缝"到大脑皮层里面去，当然每一个电极线上面都有很多的柔性印刷金属电极，而且每一根电极线都是由高分子材料制备而成的，这就让它具备了柔软性。柔性电极跟 Paradromics 公司的金属电极有很大的不同，它的柔软性不单单使得"缝纫机"可以在比较灵活的情况下把这些电极缝进大脑中去，同时电极的柔软性不会破坏大脑皮层的细胞组织。而且，柔性电极也可以随着大脑皮层的运动而运动，不会出现因接口错位而损坏脑组织的情况。

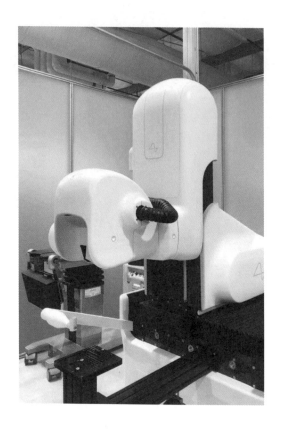

在显微镜下，我们可以看到电极线一根根都缝合在大脑皮层里头了，而且没有破坏到血管，说明电极已经很好地植入了。

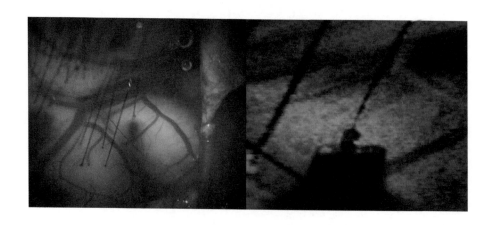

2020 年 7 月，这个产品获得FDA "突破性设备"（Breakthrough Device）认证。公司也在筹备第一个人体试验，估计很快就会有一些新的通告。

2021 年初，公司把这种产品植入一只猴子体内，大家通过下面的图片可以发现，外观上其实基本看不出来这只猴子植入了芯片，因为这个芯片可以跟头盖骨完美嵌合。在这个实验中，实验人员先让猴子拿着手柄进行上下左右的挥动控制，屏幕上的光标也相应地跟着移动，同时猴子的嘴巴里含着奶昔，来吸引它固定在屏幕的前面而不到处乱动。

在猴子面前的屏幕上，当光标上下左右移动的时候，大脑就会开始学习，每个光标的移动位置，分别对应它不同的脑电信号，这个信号会被脑机接口采集，相应的数据会传输到芯片上。这是一只猴子学习操控光标的过程，当然也是芯片随着传输过来的数据而进行学习的过程，是典型的AI机器学习。我们称之为脑机融合的双向学习过程。

过了一段时间，实验人员把屏幕与操作手柄之间的电线拔掉，但是猴子基本上不受影响，它还是会拿着手柄尝试去控制光标。它并不知道电线已经被拔掉了，因为光标还是会随着手柄的动作进行上下左右的移动。这是为什么呢？

其实这时猴子并不知道现在已经不是它的"手"在控制光标的移动，而是它的脑电波在控制光标的移动。因为脑机接口已经学习到了猴子的脑电波哪一个指令对应着"上"，哪一个对应"下"，哪一个对应左和右。所以说只要猴子大脑皮层相对应区域放电的时候，脑机接口就知道猴子想要往哪个方向移动光标。相应地，脑机接口就会控制光标进行上下左右的移动。

同时实验人员还让猴子去做乒乓球的运动，通过一个挡板的上下移动去挡住乒乓球的轨迹。猴子也操作得非常顺利。证明这个实验是很好的与脑电波相关的人工智能训练。

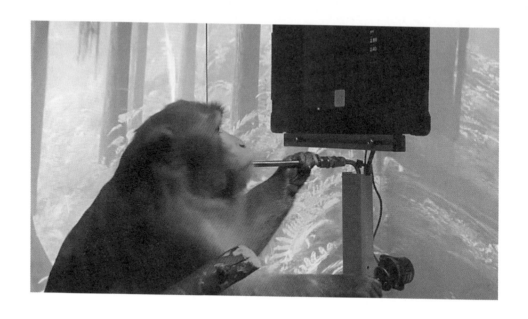

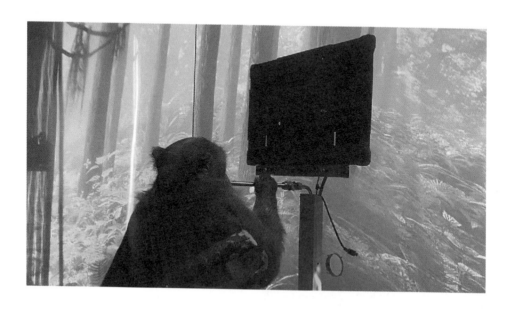

马斯克也说过，在他们这个项目里最难突破的领域，就是材料科学。材料科学的难度涉及电极的阻抗、生物相容性、电刺激、物理的位移与磨损、可降解等技术壁垒。其实这些也正是前面聊过的关于探测金属探针还有碳材料、柔性电极等方面的新材料技术。这些全部都会成为影响未来脑机接口发展的关键因素。并且，一般植入式的电极都需要能持续运作10年才能获得FDA的认证，而柔性聚合物不太可能在人类体内工作十年，但这其实也是 FDA 要求不易拆除植入医疗设备能够坚持运行的最短时间。因此这个矛盾也会是未来需要解决的难题。在其他应用场景，比如在一个腐蚀性环境里面，需要用碳化硅来做隔离层。材料神经界面也需要用一种叫作PSS:PEDOT的高分子材料来减小阻抗。同时也要保持这根线（其实严格来说不是线，而是一排电极阵列，只是因为这些电极肉眼看不到，所以看起来像一根"线"）直径厚度达到5 ~ 20um，也符合之前我们所说的要求。当然"线"也可以做得更细，但电刺激的功能也就会相应减弱了，因为横截面积变小了。诸如此类的问题还有很多，也期待材料科学家在植入式设备领域能扮演更多的角色。

记忆的移植和增强

说回到增强，增强需要无数的电极阵列采集信号，但增强的应用里面，最重要的一项，就是记忆的增强。

你如果看过电影《超脑48小时》，一定记得影片中男主本来是个大魔王，就因为突然被移植了调查员的记忆，不仅逃脱了警局的追查，还与调查员的老婆产生了爱情。有一种打游戏时突然开了外挂的感觉。

这一讲我们要聊的问题就是，记忆的移植和增强这件事真的靠谱吗？我们想解答这个问题，首先要搞明白，所谓的记忆到底包含了什么。

畅销书作家娜姆（Ramez Naam）提过一个说法，记忆就是知识点，也就是"事实"。

我们都有这样的经验，当你读一本书时，你记住了书上的某句话，比如

"地球围绕太阳转"。那么，"地球围绕太阳转"这个"事实"就变成了你大脑里的一段记忆。

你和我本来是陌生人，假如今天我们见了面，明天当你再见到我时，你会说：我昨天见过你。这时候，"眼前这个人是xxx"，也是一个事实，在认出我的时候，你不就调取了这段记忆吗？

这样理解记忆就简单了。那我们想要复制记忆、传输记忆，只需要把每个"事实"所激发的神经元群记录下来，再用机器学习的方式去模拟神经元的活动。

这种方法就是我们前面提到的，南加州大学伯格（Theodore Berger）教授所做的事，他的记忆移植实验就是这个逻辑。但是你发现了吗？其实这种记忆增强，并不是在提升你的记忆能力啊。这是直接把别人的记忆，甚至虚拟的记忆"塞"进了你的脑子里。

这时候就会出现两个问题，第一个问题是转录到别人大脑里的事实，真的就能如实地被接收吗？另一个问题是，有没有办法直接激发一个人本身的记忆能力，而不只是用别人的记忆来替代呢？

想要知道这两个问题的答案，我们就要往更深层去追问，一段记忆到底包含了什么？

我来说一个极端的例子，有一种非常罕见的综合征。得了这种病的人，他们会产生一种视觉识别错觉。这些患者本来非常正常，只是因为某次头部损伤而产生昏迷，而等他从昏迷中醒来，他可能会看着自己的母亲说："这个女人看上去和我的母亲一模一样，但她是假冒的"。

最让人想不通的是，得了这种病的人，虽然脑部受伤了，但他们并没有失忆。相反，他们的理智非常正常，情绪也没有问题，会哭会笑。

那是不是他的视觉功能出了问题呢？也不是，他看其他人，看桌子、椅子以及其他物体时，都可以准确辨认出来。这就奇怪了，记忆没问题，视觉也没问题，情绪表达更没有问题，那为什么就是认不出自己的母亲呢？

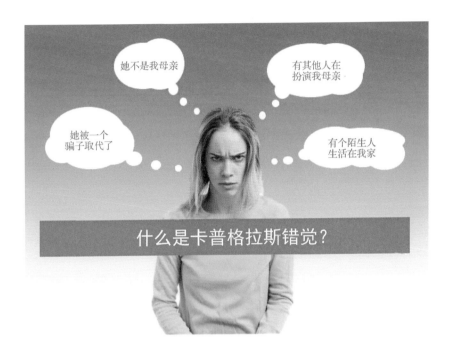

这种综合征叫作"卡普格拉斯错觉"（Capgras Delusion），名字很长，也非常罕见，可能很多神经学家都不清楚这种疾病。反而是弗洛伊德给这种病找到了一种解释，他认为这都是"俄狄浦斯"（Oedipus）恋母情结在作祟。

弗洛伊德说，当你还是个婴儿的时候，母亲对你有天然的性吸引。只是等你长大以后，大脑皮层的发育抑制了你对母亲的潜在性欲，所以看到母亲不会唤起你的性欲。这里要说一句，不是说女孩就没有这种情况了，我们只是先用男孩举个例子。

可是患有"卡普格拉斯错觉"的人呢？他们头部受到了损伤，伤害了大脑皮层，释放了他们的潜在性冲动，所以才会莫名其妙地对自己的母亲产生性欲。

这时候他们的大脑就混乱了，无法说服自己。"我怎么可以对自己的母亲产生性冲动呢？这个人一定不是我的母亲，她是假冒我母亲的女人！"也只有这种说辞，才能在那个损伤的大脑里说得通。

这个病的确很稀奇，但和记忆有什么关系呢？关系大了。仔细想想，认出母亲这个动作，不就是在调取关于母亲的记忆吗？

患者关于母亲容貌的记忆没有出错，也就是说他们的记忆事实上没问题。但他就是认不出母亲，因为记忆包含的不只有事实，每段记忆背后都有一整个记忆网络，它包含情感和感受，包含和这段记忆有关的一切。

神经学家拉玛钱德朗，我们在第一章讲过这个人，他发现，这些患者真正的问题在于连接他们视觉和情绪脑区的通路断了。也就是说能够唤起他们面容的记忆和情感记忆之间的连接断了。所以他看到母亲没有任何情绪波动，以至于产生了"这个人不是我母亲"的错觉。

这个故事不是想告诉你弗洛伊德想错了，而是想说，记忆这件事并非只有事实就够了，记忆背后的网络才是关键。

你可以想象每次唤起记忆，你的大脑里都有一大群神经元在开会。当母亲站在你面前，负责记忆面容的视觉神经元会大喊，这是我母亲！这是我母亲！听觉神经元会记得母亲的声音，感觉神经元会记得她的抚摸、她衣服的质地，还有嗅觉神经元、味觉神经元、情绪神经元，等等。

需要所有这些神经元都一起"喊"，这是我母亲！关于母亲的全部记忆碎片才会交织起来，缺一不可。

如果视觉神经元看到母亲大喊："这是我母亲！"但是情感神经元说："不对啊，我对这个人没印象。"这时视觉神经元也蒙了："可是她真的长得很像我母亲啊！"神经元们经过一番讨论，得出了结论：这是一个很像我母亲的女人，但他不是我的母亲。

你看，这不就是"卡普格拉斯错觉"吗？所以说，事实不重要，它背后的记忆网络才是记忆的全部。

现在，我们回想一下前面提到的那两个问题。第一个问题，如果我只是把一张照片转变成记忆放进你的大脑，你真的可以如实接收这段记忆，认出这个人是谁吗？恐怕不能。第二个问题，我们有没有办法直接去激发一个人的记忆能力本身呢？这就是科学家们正在努力尝试的方向。

既然记忆是网络，那么激发记忆，实际上就是通过某种刺激，加强你构建记忆网络的能力。这是怎么做到的呢？听起来很神奇。但其实你可能也有过这种经验——走在商场里，闻到了熟悉的香水味，一下子所有关于女朋友的记忆都被唤起。

当你对一个人的记忆不断加深的时候，和她有关的所有记忆神经元总是会一起放电，时间久了，这些神经元彼此之间也建立了坚固的连接。

这时候，你只要激活其中的某一小块，比如关于识别香水的嗅觉皮层，就会让女朋友的记忆网络，全面激活。

科学家们要用的也是这个原理。他们是怎么做的呢？ 2014 年，芝加哥大学的科学家想通过刺激海马体周边的部位，去提高临时性记忆。刺激的方式我们也很熟悉，就是经颅磁刺激（TMS）。

科学家找来16位受试者，要求他们结合人脸和单词进行记忆。每天给他们做20分钟的TMS，连续进行5天，受试者需要回忆那些单词和人脸，还要一直被核磁共振扫描，观察他们脑区的变化。

结果发现，仅3天过后，受试者的记忆力就开始提升，核磁的结果也能看到，随着记忆的加深，海马体和周边脑区的联系也更加紧密了。

不仅是芝加哥大学，2018 年梅奥诊所也开展了类似的研究，但他们用的是侵入式的方式，一种叫作深颅电刺激（DBS）的技术去刺激大脑的侧颞叶皮层（Lateral Temporal Cortex）。结果发现，受试者的记忆力明显得到了提升，他们背单词的效率提高了很多。而DBS这种技术，过去是被用来治疗帕金森症的。

不过，也不要高兴得太早。美国宾夕法尼亚大学的科学家发现，如果在不对的时间点进行大脑的刺激，反而会造成记忆的下降。

为了防止这样的风险，他们想到了一个更聪明的办法。用机器学习构建一个 "电脑模型"。这个模型主要用来鉴定受试者的记忆效果。

比如受试者先记忆一连串的单词，然后被要求一个个进行回忆。"电脑模型"的工作就是检测受试者的单词记忆是否有效，如果有效，电刺激就不会激发；如果无效，电刺激就会被激发而放电。实验结果证明，精确的把握电刺激时间点，可以有效提高学习和记忆能力。

你发现了吗，这个机制是不是有点熟悉？是不是很像心脏起搏器的工作原理，只有在心脏衰竭的时候，起搏器才会启动；心脏正常的时候，就不启动。所以宾夕法尼亚大学的这个模型类似于"脑的起搏器"。

不过，还是要提醒一下，侵入式设备本身有风险。深颅电刺激只能帮助创伤性脑损伤或因为神经退行性疾病而导致记忆受损的人，只有当病人面临失忆风险的时候才会介入，目前不会在拥有完善记忆能力的人身上实现。

虽然发生像电影中那样智能出现上亿倍增长这种事，让人感觉不太靠谱，但未来由于脑机接口的发展，人类智能大跃进还是可能发生的。那么，那个时代会发生什么呢？接下来，让我们登上金字塔的最后一层——沟通。

第 7 章

沟通：

脑脑交互
是人类的未来吗

什么是脑脑交互

到了金字塔的最后一层，沟通。先来讲讲"脑脑交互"。"脑脑交互"会给我们更大的思考尺度，可以跳出个体的维度，从人类整个群体的角度重新思考万事万物。

"脑脑交互"是什么意思呢？有了脑机接口，人类不用语言，仅靠大脑中的脑电信号就可以彼此沟通了。这个概念非常抽象，有一个系列科幻小说叫《基地》，是著名科幻作家艾萨克·阿西莫夫在20世纪写作的。他在书中描述了一种不需要对话来传递信息的交流方式，和我们所说的"脑脑交互"非常像。

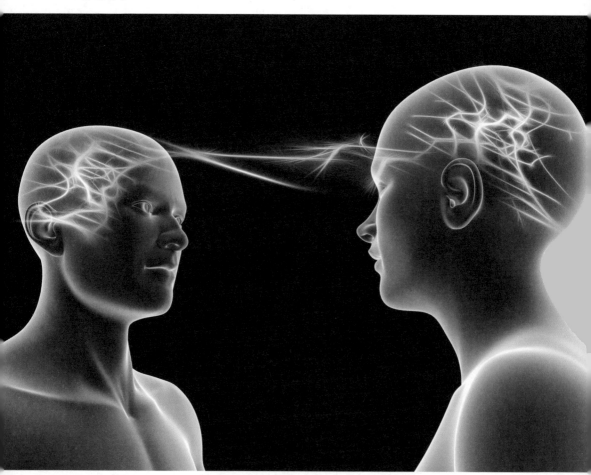

不靠语言，怎么进行沟通呢？

《基地》小说中描述，有些科学家有这种能力，他们通晓心灵检测和精神控制技术。有了这种技术，他们就可以用精妙的数学方法，对人类的思维和情绪进行解码。只要他们把解码方式展示给对方，对方立刻就能理解他们的想法。这个听上去就像我们常说的"心领神会"——虽然一切尽在不言中，但你的想法我都懂。

说到这，你可能还会觉得，脑脑交互就是用语言直接在大脑里进行沟通。就像你的朋友对你说"你真聪明"，然后你回答"你也是"，只是这两句话没有说出"口"，直接在脑子里说的。

其实不然，脑脑交互根本不是语言的直接交互，而是一种"无损"的大脑信息传输方式，脑脑交互彼此传递的本质就是神经元群的活动。

你可以想象一下两台计算机之间怎么传输信息呢？你在自己的电脑上编辑一个 Word 文档，发到另一台计算机上，即使经过了压缩、传输、解压的过程，两台计算机上的文件依然是一模一样的，这就是一种无损的信息沟通。我们期待的脑脑交互应该是和计算机之间的传输很类似的。

人类之间的沟通和信息传输方式却完全不是这样。

比如，为了把大脑中的信息传递出去，我们不得不对大脑中的想法进行压缩。压缩会造成信息缺失，甚至出现错误，"词不达意"的情况时有发生。

除了压缩的过程，传输过程也可能造成信息的缺失和误解，所谓"左耳进，右耳出"，就是传递信息的人虽然把信息完整地发送了，但接收的人并没有真正收到。

语言不仅在压缩和传输时会产生信息失真，解压时也有问题。不同的价值体系、文化和意识的差异，会导致不同人对语言的解压方式不同。看到同样一个词，比如"苹果"，你可能想到的是一家超级公司，而另一个人可能想到的就是一种水果。

最后，还有另一种情况，就是我们常说的"千言万语尽在不言中"，因为在那一刻，语言表达不了大脑中的想法。语言就像你的新闻发言人，但你知道，这位新闻发言人有时候可能压根不了解你的真实想法。

那么，当你用语言交流的时候，大脑里究竟发生了什么呢？你的大脑里可能有无数的想法在迸发，有声音、有感觉、有思考的过程，有脑海中的种种画面，等等。所以，语言只是那些信息的一个表达出口。

借用上一章"带宽"的概念，我们可以更好地进行对比。

语言的带宽非常低，计算机宽带的传播速度大概是语言的20多万倍。也就说，如果你想传输一个大小是2G的文件，用说话的方式，把这个文件的所有信息一字不落地讲给另一个人听，可能需要几十天，但通过计算机传输，几秒钟就能完成。

所以，人类使用的语言和机器使用的代码是完全不同的沟通方式。作为完全不同的沟通界面，脑脑交互的确有显而易见的好处。

脑机接口能大大提升人们之间交流的速度和信息量，这是效率的提升。加上能消除误解，人与人之间无法相互理解的情况也会大大降低。而最关键的是，脑脑交互不仅改变了沟通低效和高误会率的问题，还给人类协作方式也带来了根本性的改变。

人类的沟通手段，经历了从没有语言到肢体语言，再到语言交流；之后产生了文字，再之后随着互联网的崛起，人们习惯了电子通信方式，比如电子邮件、QQ和微信；再到未来的脑机接口。或许，脑机接口将会对人类的沟通带来最本质的变化，彻底颠覆人类沟通交流的方式，由语言、文字到意念和沉默的脑电交流。有可能导致社会规则和程序的底层维度的改变。

比如关于感觉的分享，类似于"脑机交流的共享直播"，具体来说，每个人都有两个自带的摄像头：眼睛；每个人都有两个自带的收音器：耳朵。但目前人类自身的"设备"所采集到的图像或者声音，都只是专门为我们自己所用的，因为我们的视觉皮层和听觉皮层只属于我们自己；其次，我们的触觉也只为我们自己所用；我们的舌头采集到的味觉也只能为我们所独有。

脑机交流在不远的未来能实现的一个应用，将会比脑脑想法交流来得更快，那就是——共享感觉。比如出去旅游，可以把热带海岛、南极风光或是高原荒漠中体验到的画面和声音，通过自己的眼睛和耳朵记录下来，并分享到其他人的视觉或者听觉皮层上，实现第一视角的感官分享。可能目前的某些技术手段已经能让我们对图像和声音实现共享，但第一视角的感觉将会是更具体且逼真的。更有意思的是，可以分享某些关键的感官瞬间，比如极限运动员在做极限运动时的一些感觉，等等。

更重要的一点，我们还可以分享我们的触觉，亲人之间的抚摸对于远程交流来讲是至关重要的，如果可以实现把触觉传送到自己的感觉皮层，这将是比视觉和听觉都来得棒的体验。这些很具体的感觉分享，都将会对社会中人与人之间的交往产生重大的影响，比如远方的朋友亲人之间的沟通变得更便利，大大减轻了人的孤独感，因为他们再也不会只是感觉到声音和图像了，而是身临其境般地感觉到自己其实就在亲人与朋友之间。

另外一个能对社会规则产生影响的是关于想法和记忆的分享。

想法的分享。因为可以越过语言的藩篱直接通过想法来进行沟通，所以不同国家的人可以畅通无阻地交流，跨国商业合作和往来将变得简单。因为不同的语言是阻碍不同种族和地域居民之间交流的一个主要因素，通畅的交流不单单可以消除人与人之间的隔阂，还可以减少冲突和战争。同时，想法的直接沟通也有利于团队之间的合作，想法的直接沟通有利于碰撞出灵感的火花，更将促进科技与工程的创新。

发明创造往往来自各种不同的想法之间的"化学反应"，可以想象，"化学反应"之间的"能量壁垒"降低后，它的发生将大大加速。简单举一个例子，脑脑交互如果能够实现，我们就不需要开会了，因为所有人的信息都可以快速交换，你能快速向很多人发送你的想法，也同时能接收来自很多人的各种想法，你的大脑可以快速理解、反馈，实现信息的无障碍共享，真正做到智能协同。

记忆的分享。类似于"脑机交流的朋友圈和博客"，朋友圈和博客，一方面是为了保存我们的记忆，另外也有它的社交属性。通过云平台的记忆保存和分享将很精确地记录我们的人生，可以让我们在闲暇的时候回放自己人生精彩的片段，也可以把它分享到朋友圈，让大家分享你美好的回忆，这都将深刻地影响着我们的生活和社交，就像微信目前在影响着我们一样。

你可能觉得，我说的这种沟通方式离现在太远了，不可能实现。值得说明的是，这本书讲述的是科技前沿书籍，不是科幻小说，书里面所描述和共同探讨的每个"畅想"，都有它的实验依据和科学依据，脑脑交互也是一样。

2015年，杜克大学尼克莱利斯教授做了第一个"脑脑交互"实验。他让三只猴子通过脑机接口共同做一个游戏。这个实验本身很复杂，简单来理解就是，每只猴子只能得到游戏的部分信息，三只猴子必须彼此分享信息才能完成任务。它们之间的唯一连接就是大脑中植入的电极。

植入的电极，除了能采集猴子的脑电信号，还能把其中一只猴子的信号，通过发射"神经鱼雷"的方式，传送到另外两只猴子的大脑里。它们在相互完全隔离的情况下，通过意念一次又一次把一个小球移进了圈中，完成了尼克莱利斯教授设置的游戏任务。

而脑脑交互可不止在猴子实验上取得了成功，在2018年，华盛顿大学做了一个三人共同协作完成俄罗斯方块的游戏。他们戴着一种非侵入式的脑电头盔，纯靠"看"和"想"，完成了游戏任务。

在这个实验中，三人的角色是不同的，有两个人负责看，他们既能看到底下方块的堆积情况，又能看到上方方块的降落情况。而第三个人，他负责玩，玩的人通过脑机接口控制方块的方向，但他看不到游戏的进行过程，所以他们三个必须协作。

这场实验是怎样完成的呢？通过一种叫TMS的经颅磁刺激方式来实现信息的传递。观察者看到降落的方块，可以决定要不要把方块转换方向。方式很简单，他们只要盯着屏幕上写着"是"或者"否"的那个闪光条就行了。这个选择会被转换成TMS的刺激，让操控者也能在脑海中浮现出"是"或"否"的指令。

在5组不同的实验中，用这种脑脑交互的方式传达信息的准确率达到了81.25%。虽然我觉得这个准确率还远远不能满足人类传输信息的需要，但是这样的尝试还是很有意义的。

再举一个例子，比如几年前美国华盛顿大学的科学家通过一些间接的实验操作实现了脑脑交互，实验过程中也没有利用任何语言。实验的过程是这样的：如下面两张图片所示，图左上部的脑电信号发送者可以看到右图大屏幕上海盗船里发射出的导弹在往左边的城市逼近。他的任务是利用加农炮，击落这个导弹从而保护城市。但他的手里没有按钮，所以他能做的就是想象一个按按钮的动作，这样就会产生相应的脑电信号，这个脑电信号通过脑机接口和互联网传送到远方另外一个接收者那里，而接收者的眼前是没有屏幕的，也就是说他完全不知道导弹已经飞到哪个位置，他所掌握的关于导弹的信息，完全来自发送者。传送来的脑电信息会转变成TMS信号来刺激接收者的大脑，接收者此时就会不自觉地动手指按下按键，击落导弹。虽然实验是经过很多步骤完成的，但它的结果就是发送者传送了一个脑电信号给远方的接收者，让他做了一件事情，整个过程完全不需要用到语言和文字，实现了脑脑交互。

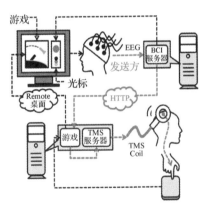
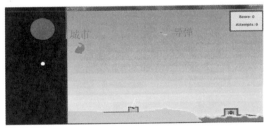

虽然脑脑交互的研究才刚刚开始，但未来是有可能颠覆世界的。它的发展会突破人类目前所有的认知范围，整个人类世界可能会被重构。

现在我们难以设想重构后的世界长什么样子，不过阿西莫夫倒是设想过类似的情况，我们可以和他一起去"开个脑洞"看看。

在他的《基地》系列电影的最后两部中，提到了一个叫"盖亚"的行星。这个行星上的所有物体，包括人类、动物、植物，甚至是汽车、房子和飞机都连接成了一个生命体，实现了真正的万物互联。而这个巨大的生命体，拥有绝对的智慧，高于银河系中任何一颗星球的智慧。

这是什么概念呢？所有生命形成了生命共同体，像是拥有了同一个大脑，而这个大脑，主动分配所有人做事情。你乍一听可能觉得很震惊，但恰恰这个设想非常有可能就是人类的未来。

我为什么会认可这个"脑洞"呢？这是因为一个词，叫"涌现特性"。你可能知道，在复杂系统里，当个体相互协作到一定程度时，就会涌现类似于"1+1=3"这种更高层面的特性。

举一个类似的例子，一只蚂蚁能做到的事极其有限，可一旦蚂蚁协作规模到达一定的数量，协作密切到达一定的程度，整个蚁群就会呈现出一种更高的群体智慧。

我们一直无法解释智能的出现，很多人猜想是因为大脑里面1000亿神经元活动的涌现，人类才产生了高级智能。那等到每个人的大脑都连接了脑机接口，可以随时更新迭代，又彼此互联，每个想法和创意都能迅速蔓延到几十亿的人类群体，那么涌现出一个全新的智慧，真的有可能是人类进化的终极形态。

不靠语言怎么实现沟通

不靠语言怎么实现沟通呢？未来脑脑交互的表现形式，一个最直接的方法就是把语言用脑电波表达出来。

美国加州大学旧金山分校的爱德华·张（Edward Chang）教授，2019年宣布他可以利用脑机接口技术帮助瘫痪患者，直接从大脑中"读取"他们的意图，也就是说，可以把他们的想法，直接转变成语言表达出来！引得《纽约时报》、彭博社、《国家地理杂志》、美国各大新闻媒体、*Nature*杂志以及各大微信公众号刷屏。这到底是什么样的新闻，让我们来追踪一下。

前文中讲述过，语言作为一种古老的沟通手段，出现于5~10万年前，而且在这么长的时间里，一直没有任何大的革命。

而新技术脑机接口，带宽硬件、算法在不断升级，未来，很可能出现的是，人类运用神经信号通过脑机接口进行直接交流——这会成为一个远比语言更加高效，人与人之间沟通的新媒介手段。而其中的原因，在于语言和文字每秒钟能传输的信息量，远远小于人脑每秒钟的计算量和网络带宽。

为了说明脑机接口影响人类沟通的进展程度，我们先来看看最近几年的 "历史"。2017年4月份，在Facebook（现已更名为Meta）的前沿科技研发部门Building 8的会议上，主管雷吉娜·杜根（Regina Dugan）透露了Facebook正在研发的意念打字实验，实验中的瘫痪病人可以做到每分钟打出8个单词。达到了智能手机打字速度的三分之一，雷吉娜的目标是最终可以达到每分钟100个单词的打字量，这样就会比手机打字快4~5倍。

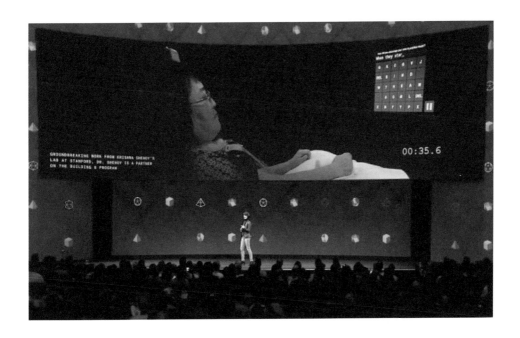

　　这是一个侵入式脑机接口的应用，应用的是一种叫犹他电极的脑机电极，大小只有一个1美分的硬币那么大，包含100个左右的电极，它植入到大脑后，可以采集大脑皮层神经元细胞的活动，解码复杂的运动参数。

　　前文提到过，我们人类的沟通效率其实并不高。美国加州大学旧金山分校的研究人员开发了一种方法，即使用深度学习的方法直接从大脑信号中产生口语句子，达到每分钟150个单词，接近正常人水平！

　　那他是怎么实现的呢？这个系统的基本原理，是研究人员利用了两步走的解码方式：当受试者在思考的时候，他脑子里面产生了一些脑电信号，系统算法通过机器学习，知道了这些信号对应的人体器官的运动组合。第一步，先把神经电信号转化成为下颚、喉咙、嘴唇和舌头的运动，因为这几个器官的运动都涉及语言的发声；第二步，再根据这几个器官运动的组合，转化为可以读出来的单词和句子，合成语音。从而把神经信号，转化成为声音发出来。

　　所以，为了让系统学习如何识别神经信号，就需要采集大量的数据，但采集数据又必须把电极植入受试者的大脑皮层上，那哪些受试者会答应做这种实验呢？那就是癫痫患者，许多癫痫患者的药物治疗效果并不好，所以他们一般会愿意接受脑部手术。在手术之前，医生通常要找到病人大脑中癫痫发作的"热点"（就是大脑经常异常放电的那个部位），这一过程是通过放置在大脑内部或表面的电极来完成的，电极会监测到明显的电信号高峰。

　　精确定位这些"热点"的位置可能需要好几个星期的时间。在此期间，患者的大脑中一直存在这些植入的电极，这些植入电极的区域涉及运动和听觉，所以，为了打发时间，这些患者（也是这个实验的受试者）一般会同意再进行一些额外的实验，为研究人员采集数据，提供了非常好的机会。

　　最开始的时候，研究人员让受试者大声阅读大量的句子，比如读一些儿童故事书，比如《睡美人》《爱丽丝梦游仙境》等经典童话书。同时，电极监测他们大脑皮层相应区域脑电信号的电压振幅的微小波动，电脑算法模型再把这些电压的变化与读出来的语音对应起来。当然，就像我们刚刚说的，需要先把脑电信号对应到喉咙、舌头、下颚和嘴唇的运动组合，然后再对应到语音。

　　另外一个有意思的点，就是脑皮层电极（ECoG），我们提过Facebook打字实验所用的犹他电极，需要插进大脑皮层里面；而EEG，就是一种非侵入式的脑电设备，是不需要把头颅打开放置的电极。脑皮层电极，恰好就是介于这两者之间的一种电极，它需要开颅手术，但它并不需要将电极插入大脑皮层就能够采集信号，这样就可以防止对脑组织造成破坏。它更像我们之前提过的马斯克的新公司Neuralink的"网兜"——"神经蕾丝"技术，只是它是更加成熟的商业化技术，是金属电极。

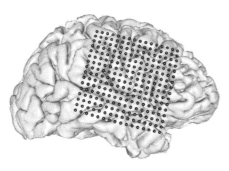
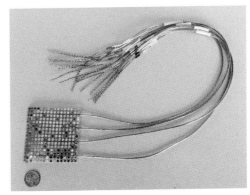

　　另外一个要点是递归神经网络算法（Recursive Neural Network，RNN），也叫循环神经网络。前面提到的从脑电信号到人体器官的组合运动，再到语音的两步转换，都使用了递归神经网络——一种人工神经网络，将记录的皮质神经信号转化为声道咬合关节运动，将这些解码运动转化为口语句子。在处理和转换具有复杂时间结构的数据时，特别有效。这种算法，也是平常我们经常聊到的语音识别的主要模型，比如我们几乎每天都会使用的微信的语音转文字功能，就是利用了递归神经网络。

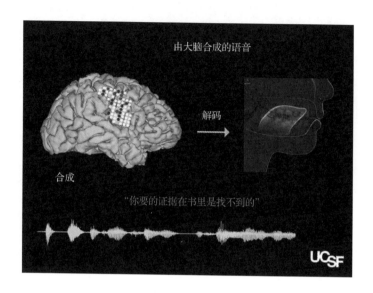

虽然听起来激动人心，但使用该系统算法模型，让它真正成为一个临床语音合成脑机接口，还存在许多挑战。第一个挑战就是信号的采集，我们刚才提到，大脑皮层电极没有完全插到脑组织里面去，所以采集到的信号相对来讲会弱一些，还不能达到对单个神经元的一对一采集。

同时，数据的来源都是一些具备语言能力的病人，那这样训练出来的算法，可不可以应用到由于脑中风和渐冻人症（ALS）导致失语的病人身上呢？毕竟，算法模型是通过语音训练出来的。换句话说，我们可不可以在受试者默念《睡美人》或《爱丽丝梦游仙境》时，采集他们的脑电信号，然后直接做算法的机器学习对应，从而省略掉与语言发音器官喉咙、下颚、嘴唇和舌头的运动组合相对应的环节呢？这才是正儿八经的用意念发声。毕竟，这些脑中风病人和ALS患者，他们的喉咙、下颚、嘴唇和舌头，可能都是动不了的。

第三，因为脑中风在使人丧失说话能力的同时，往往也会损害甚至摧毁支持语言表达的脑区，所以如果我们在脑中风病人的大脑皮层中采集数据，可能会有点难。为什么呢？因为他们的那一片脑区已经死亡，不会放电了，所以相应的，我们也采集不到数据了。

因此我们希望在不远的未来，基于个体脑活动的合成语音系统，可以在调整后为他人所用，这意味着未来某一天我们可能会拥有公用的算法系统。

2021 年 5 月份爱德华·张的实验室又把他的脑控打字实验，往前推动了一步，而且这个研究结果直接就上了 *Nature* 杂志的封面。那他们是怎么做的呢？

实验通过侵入式脑机接口犹他电极的方法来实现这个过程。受试者会在他的大脑中想象怎样写 A、B、C、D 这些字母，不仅仅是想象这些字母，而是要想象书写字母的整个过程。先收集大脑想象"写这些字母的过程"时的脑电波数据，然后再把这些数据分别对应到每一个不同的字母。之后再通过机器学习的方法把这些字母训练成为一个映射。这样就可以用这个模型来做测试了。这一次脑控打字速度变得特别快，可以达到每分钟输出 90 个字母，这已经是目前通过脑机接口打字最快的一个记录了。

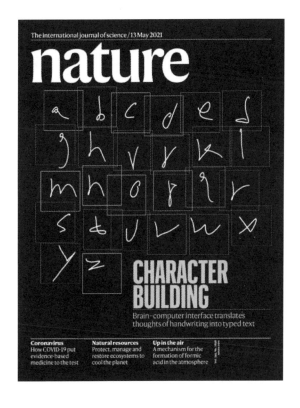

脑机接口与大脑的双向反馈闭环

脑脑交互的另一种表现形式，就是在大脑外皮层的侵入式脑机接口，实施解码的同时，施加一定的反馈闭环，从而达到双向交流的效果。

匹兹堡大学的科学家不久前在《科学》（*Science*）杂志上发表的论文中称，之前用脑机接口控制假肢拿东西时，一般都是通过采集病患的视觉反馈信息，来判断他到底有没有抓取成功的。但现在，当机械臂碰到物体的时候，可以通过对运动皮层施加一些比较微小的电刺激模仿触觉，采用这样的方法，这些四肢瘫痪的患者抓取动作的操作效率及机械臂的使用性能均大大提高了。这项测试所用的时间比之前没有刺激反馈的时候少了一半。比如之前要花20秒才能拿到一个东西，现在只要10秒就够了。这主要是因为抓取物品所需的试探时间减少了。所以说，通过模拟触觉来实施触觉反馈能大大缩短四肢瘫痪患者操作机械臂的时间，方便了他们的日常生活。

是否具有触觉反馈，对脑机接口而言十分重要。因为依据触觉反馈可以判断机械臂抓到的物体是硬的还是软的？想要更为精准地控制肢体，触觉反馈非常重要，还可以带来更高效的控制。虽然触觉反馈并非真正的触觉，而是类似于"压力"的反馈，或者是对大脑皮层的轻微"刺痛"。

我们还可以用两个机械臂来进行控制，这是约翰霍普金斯大学的一项研究，就是可以使用左边的机械臂拿刀，右边的机械臂拿叉。这样的话通过两边机械臂抓取物体时获得的不同力道的反馈，再施加不同方向（上下左右）的机械臂运动，可以很好地实现用刀叉来进食的动作。

它可以把这些机械臂不同手指的扭矩，转变成脑机接口设备里植入式电极的刺激强度，具体来讲，就是感知皮层的电极电压，这样不同的机械臂手指的扭矩，就会反映为机械臂抓取不同物体时大脑感知皮层得到的刺激变化。这样的话瘫痪的病人就能知道他需要花多大的力气去抓取物体，或者"感受"到自己碰到了什么样的物体。机械臂食指的扭矩，就用来转化成病人食指所对应的感知皮层区域的刺激；机械臂中指的扭矩，就用来转化成病人中指所对应的感

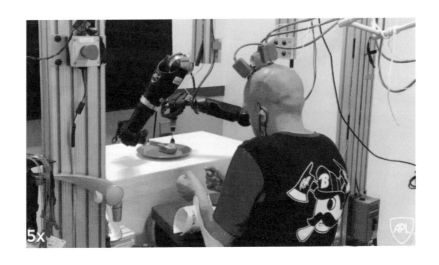

知皮层区域的刺激；还有机械臂无名指的扭矩对应的感知皮层区域的刺激。把刺激的幅度与扭矩做成一个线性的转换关系。

其实早在 2016 年，时任美国总统奥巴马就已经与一位使用机械臂的瘫痪病人握过手。四肢瘫痪的病人也能通过机械臂刺激感知皮层来感觉奥巴马的抓握，但当时这项反馈技术还没有做到非常成熟，到了 2021 年，这项技术相对来讲就已经比较成熟了。

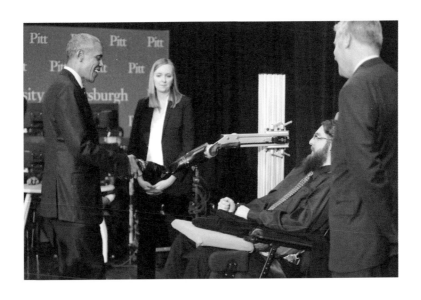

帕金森病与脑机接口

我们再来看看另外一个脑机闭环系统——帕金森症深颅电刺激（DBS）的工作情况。

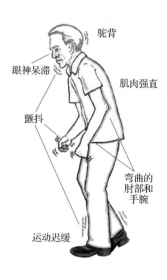

驼背

眼神呆滞

肌肉强直

颤抖

弯曲的
肘部和
手腕

运动迟缓

关于神经退行性疾病我们在第四章已经介绍过，包括脑中风和阿尔茨海默症。在这里我们主要介绍一下帕金森症，它是人类目前需要攻克的一种神经类疾病。它目前的发病比例大概是每10万人里有150 ~ 200人发病，是第二常见的神经退行性疾病，仅仅排在阿尔茨海默症的后面，而且它的诊断有时候会跟阿尔茨海默症混淆。

它的临床症状大概有下面几个。第一种主要是运动的症状。可能会在休息的时候出现颤抖、肢体僵硬、姿势不稳定，等等。此外，还有一些非运动性的症状，比如一些精神类疾病的症状、自主神经系统紊乱的症状、认知上的损害，同时也伴随着疼痛和疲劳。

帕金森有两个病理学的征兆，第一个就是大脑黑质里多巴胺神经元的消失，第二个就是神经元细胞质中出现路易氏体。

深颅电刺激（Deep Brain Stimulation，DBS）指的是在患者特定的深部脑区植入电极，用微电极刺激脑区，主要用于治疗由帕金森引起的癫痫、特发性震颤，以及由妥瑞氏综合征（Tourette Syndrome）等疾病引起的药物难以治疗的运动障碍。帕金森DBS有时候又被称为大脑起搏器，DBS把电脉冲信号送到大脑里，一个典型的应用原理就是把与帕金森病相关的一些脑回路信号打断，从而达到治疗的目的。

那DBS是怎么工作的呢？这个大脑起搏器首先会植入到我们胸旁的皮肤。连出来的薄涂层电线将会把这个植入设备里的电池电流，传到大脑中。当然现在也出现一些可以把这些电流脉冲源导向特定方向的新系统。丘脑及丘脑下核或者苍白球内部都能成为刺激的目标。一般情况下，医生都会把这些脉冲信号的程序预先编好，病人便可以通过开关来开启这个脉冲刺激，而不需要再去编设程序。

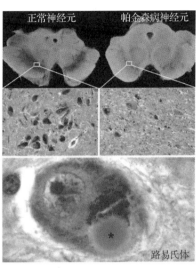

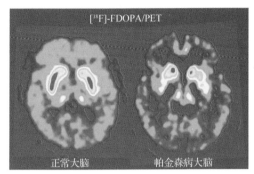

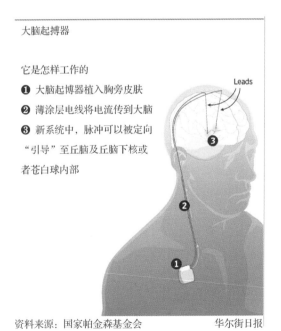

DBS电极的设计类型有好几种。电极的设计随着接触空间的不一样以及电极数目和形状的不同可以分成好几类。如果接触的空间比较大，就可以针对特定目标，实施更多的神经刺激。如果接触空间比较小，就需要实施更加精准的刺激。单极的刺激主要是指电流从电池直接被导流到与人体接触的位置或者反向；双极的刺激指的是电流可以在两个电极之间来回流动，其中一个是正极，另外一个是负极；交错刺激（Interleaving）指的是不同的刺激模式的切换；多层次的刺激是指可以对不同的神经目标进行刺激，只要这些目标位于电极的排布附近；定向的刺激指的是电流可以被导流或者被改变。应根据一些解剖结构和临床的具体症状来"因地制宜"实施刺激。

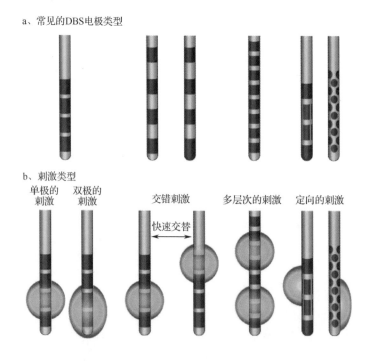

国外最早开展DBS研究的是美敦力（Medtronic）公司，该公司在1976年成立神经科学部门，之后于1997年推出Active系统。现如今经过更新迭代，美敦力的DBS系统已经相当成熟，属于业界领先地位。不过，整个市场并没有被完全垄断，其他公司也纷纷在近些年推出了自己的新产品。雅培

（Abbott）公司在2017年通过收购美国圣犹达（St. Jude Medical）公司及其Infinity DBS系统，提升了在该领域的市场地位。他们推出了名为"无限脑深部刺激系统"（Infinity Deep Brain Stimulation System）的医疗设备，这是唯一可以通过Apple iPod Touch上的应用程序进行调整的系统，不过该系统目前并不在中国内地上市。

美国另外一家比较重要的厂商是波士顿科学（Boston Scientific），2020年，波士顿科学推出了VerciseGenus DBS治疗系统，并通过了欧洲的CE认证。该系统囊括了电极、脉冲发生系统、手术导航系统，以及各类远程控器和软件解决方案。波士顿科学这一产品的推出，标志着又一家大型公司加入市场竞争。此外还有理诺珐（LivaNova）公司值得关注，该公司是2015年Cyberonics公司收购了来自意大利的索林集团（Sorin Biomedica）之后成立的。虽然其主营业务是迷走神经电刺激（VNS），但其在神经调控领域的布局使其完全有能力发布相应的DBS系统。

神经系统可植入设备开发商还有Cadence Neuroscience公司，该公司成立于2017年，虽然它如同LivaNova公司一样致力于VNS的研究，但我们相信公司对植入系统的研发也会推进DBS行业的发展。此外还有研究针对癫痫的反应性神经电刺激（RNS）的NeuroPace公司，RNS就是Responsive Neuro Stimulation的缩写，意思是适应性神经调控，这种调控方式将成为DBS疗法的下一个发展方向。

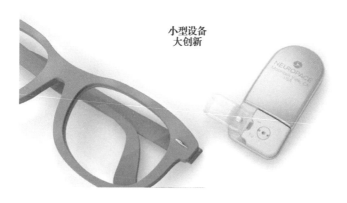

小型设备
大创新

硬件设备作为一种植入型的医疗器械，其使用周期和研发迭代周期相对较长，而机器内部搭载和嵌入的刺激软件是可以快速升级和迭代的，随着人类对于相关疾病研究的不断深入，对于刺激参数以及刺激算法的调整和升级将比硬件的升级更加快速。

Rune's Lab公司成立于2016年，是一家研究神经调控、深颅电刺激、经颅磁刺激的医疗软件开发公司，能够开发和交付下一代神经科学疗法，总部设立在美国。2020年10月该公司完成了种子轮融资，具有极大潜力。除了软件支持，手术中所用到的各类监测与治疗手段，如5T-MRI、C型臂、立体定向头架、手术计划系统、术中电生理记录系统、植入物生产与研发，等等，都处于DBS行业的上下游领域。这些公司的业务是DBS手术过程中必不可少的环节，因此在DBS行业不断发展的同时，也会带动这些领域的长远进步。

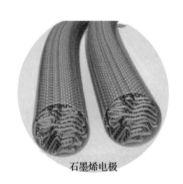

石墨烯电极

此外，DBS技术的进步，有助于基础医学研究的深入和更优秀、具有较高生物相容性材料的推出，如石墨烯电极在DBS系统中的运用，使得电极在核磁共振检查上具有新的优势。

DBS的下一步将引入手术机器人，并实现脑机接口系统整合。未来的研究中，将应用脑机融合的深部脑刺激开发闭环融合的大脑起搏器，进行脑机融合式运动控制，同时应用柔性的触觉反馈来适应更多、更个性化的电刺激系统。

第三部分
PART 3

未来的人类

第 8 章

未来：

人类

会被重新定义吗

进化论与脑联网

脑机接口，会给人类带来怎样的巨大变化呢？实际上，是关于"人"的根本定义正在发生变化。

什么意思呢？我来给你讲一个小故事，这个故事的主角，是一个叫尼尔·哈比森（Neil Harbisson）的英国人。如果你去看他的照片就会发现，他有一个和普通人不一样的特点：他的头上插着一根天线。这根天线有什么作用呢？哈比森出生的时候是全色盲，有了这根天线，他就能靠听觉感受到世界的色彩。

最初哈比森的天线只是一个可穿戴的电子眼设备，但后来他发现自己24小时都离不开这根天线，这已经成了他身体的一部分，所以他决定把天线的芯片植入大脑。现在，他是全球第一位合法的半机器公民。

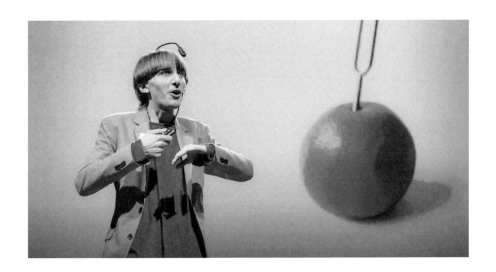

技术发展是在不断加速的，甚至是以指数级增长的。技术作为生物进化在当代的延伸，也从某种意义上反映了人类对于进化的漫长过程所表现出来的不耐心，同时说明了人类对于技术的把控已经远远超出了我们的想象。我们来看看人类进化时间表：从地球上出现最早的生命，到寒武纪大爆发（所谓寒武纪大爆发就是指，大约距今5.42亿到5.3亿年间，出现了大量的新的生命），这个过程，是以十亿年为单位的；而从寒武纪大爆发到多细胞动植物，是以亿年为单位的；从鱼类到哺乳动物，是以百万年为单位的；从哺乳动物到人类的祖先智人，则是以十万年为单位的；从智人到现代人，是以万年为单位的。可以看出来，进化的速度越来越快。接下来，随着技术的加速发展，人类必定会利用技术来扩大他们对自然的掌控能力，从而能够支配更多的有限资源，让自己更加安全，食物供给更加稳定，所处环境更加优越。为了达到这个目的，人类就必须通过技术进化的方式，不断往前走，使自己从现代人，进化成"超人"，延续着过去进化的脉络。而如果从时间单位的推导上来讲，这一进化过程合理的时间就应该比智人进化到现代人短得多，成为真正的"超人"可能只需要少于百年的时间，而真正意义上的脑机接口的出现，则很可能将这一过程缩短至小于30年的时间。

现在，脑机接口这样的生物改造工程，让人类生命进化的速度变得更快，未来的演进非常有可能以几十年为单位，甚至更短。我们正在一步步重新定义"什么是人类"。

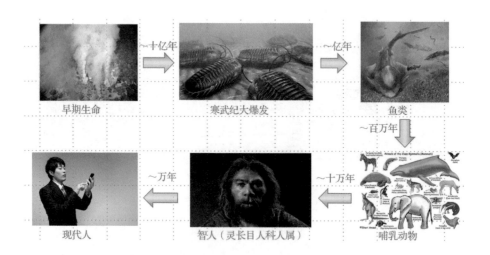

这个问题，可以从两个维度来理解。第一层是上一章我们介绍的脑脑交互，当然也可以使用另一个更形象的词"脑联网"。这是第一次人类大脑从

"单机"走向"互联"，每个人原本最隐秘的意识从封闭走向开放。

你很自然地能够想到脑联网可能会给我们带来的挑战，看看互联网就知道了，互联网不就是计算机从单机时代走向互联的产物吗。互联网时代我们面临了新的信息安全问题，我们担心隐私被窃取，担心黑客攻击，担心非法交易、犯罪、欺骗，等等。但互联网能做的不过是通过用户的使用操作行为，获取用户没有告知的信息，比如浏览了什么网站，有什么购物爱好。

而脑联网却让我们的大脑第一次"曝光"出来，我们可能完全不知道会有什么风险。我们会担心思想和意识信息的泄露，害怕可能有人窃取我们的神经数据，甚至反过来通过修改脑机接口，操控我们的意识。

这个已经不是所谓的"脑洞"了，我们前面讲了，脑脑交互、人机融合在未来是可行的。而且，修改和操控大脑的实验也已经在现实中出现了。

有一种技术叫"光遗传学"，2005 年刚刚诞生，现在已经做到可以精准操控神经元了。这是什么概念呢？来看看下面两个实验。

第一个实验，2013 年，北卡罗来纳大学教堂山分校（University of North Carolina at Chapel Hill）的科学家们成功找到了控制小鼠进食的"开关"。只需要用光照射小鼠的头部，它就会一直进食；只要关掉光源，小鼠会立刻停止进食。如果光源一直开着，小鼠甚至会一直进食，直到撑死。

这是因为科学家们在小鼠脑袋里植入了一种叫"光敏通道蛋白"的蛋白质。这种蛋白质的特点就是会被光影响，一旦受到光照，它就会激发神经元放电。而在刚才那个实验中，科学家通过特定引导，让小鼠掌管进食的神经元"吃掉"了这个蛋白，所以仅靠光照就能够控制小鼠的进食行为。

这还只是控制行为，科学家发现，类似的原理，"光遗传学"还可以给小鼠制造虚假的情绪，下面来看第二个实验。

第二个实验，麻省理工学院（MIT）的利根川进（Susumu Tonegawa）教授，他把小鼠放到了快速旋转的转盘上，并复制了这时候小鼠恐惧的神经元活动。然后利用光遗传技术，让小鼠即使在安全的环境中，只要有特定的光刺激小鼠头部，它就会感到害怕，浑身僵硬。

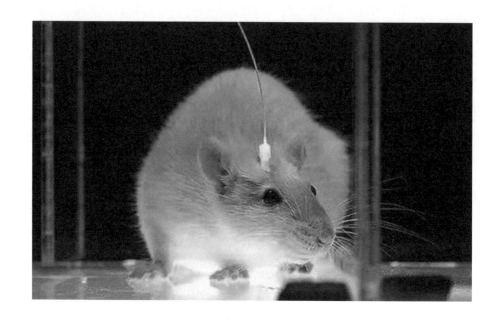

听了这些实验内容，你可能也有点恐慌，但仔细想想，如果拥有立法、社会规范去控制技术的滥用，那么，这些挑战和威胁，真的有我们想象的那么严重吗？

我们还是用互联网举例子，这不是一个新问题。因为市场经济时代，人类早就掌控了让被操控者不自知的技术。广告让你以为"自愿消费"，游戏让你以为"自愿上瘾"，互联网让你以为"自愿沉浸其中"。面对这些"操控"，你并没有感到被技术胁迫，反而乐在其中，因为技术正在不断重新定义人类自由的边界。

我们接受了自己的欲望，让出了一部分自由，但拓宽了人类的能力和享受的空间。脑联网时代，我们是不是也有可能牺牲意志自由的一部分疆土，欣然接受机器对脑的直接干预，来获取更大的能力呢？也许所谓的"失去自由"没有你想象的那么值得担心。

现在我们来说第二层，人机融合。

相比于对自由限制的担忧，像哈比森一样，人类与机器究竟要以什么样的关系共处才会挑起最大的伦理冲击。你是不是也发现，人造物表现得越来越像生命体，而生命体变得越来越机械化——这都是因为人类对自我改造能力的不断增强而连成的。

　　随着人类和机器的融合越来越多，我们到底该如何理解"人"这个概念呢？我们的身体要被替换掉多少还能算是人类，替换到什么程度就会被视为机器人呢？机器人和人类之间的社会地位是怎么样的呢？那半机器人呢？

　　为了思考这些问题，先来分享一个例子。在美国的俄亥俄州有一个美丽的村庄，那里居住着阿米什人（Amish），这群人有什么特别的呢？

　　他们拒绝高科技，坚持用自然的生产方式生活，他们乘马车出行，用人力耕地。他们认为电是连接物欲世界的载体，电会使人沉迷于物质的享受而忘记生活的本质。难以置信，他们就生活在信息时代。你是不是觉得他们太"厉害"了，竟然完全没有被机器"异化"。

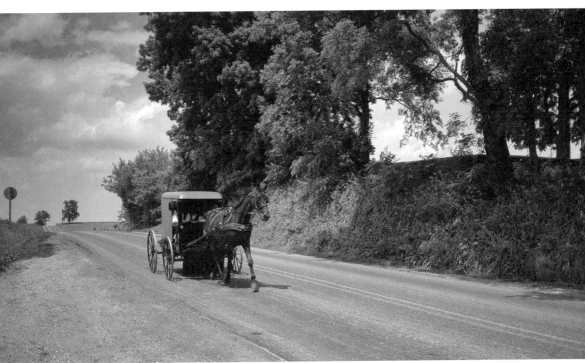

　　但其实，他们也需要12伏的电池。12伏的电池是什么概念呢？它无法启动任何复杂电器，看电视、用电脑，这些肯定不行。但是12伏电池却可以用来点亮一盏灯，他们需要这个电力保障必要的生产。

所以，当我们感到新技术挑起了看似不可解决的伦理冲突时，可能是我们的伦理框架本身需要进化或伦理进化正在发生。一旦进化完成，你就会发现，当初看似不可调和的矛盾好像从来没有存在过一样。

古希腊只有自由的男人才有权投票，但随着历史的发展，不断地把女人、奴隶、不同种族和肤色的人，甚至动物、植物等都放进了伦理主体的范畴。未来，或许机器也会进来。

这个过程中，真正变化的是人类对伦理主体范围的理解。所以，当你遇到看似不可调和的伦理冲突时，可以仔细分辨一下，它是真的问题，还是下一次进化的起点。

所以面对人类和机器关系这个问题时，我们可能会变得越来越能接受机器的生命化。机器既不是人类的工具也不是人类的奴隶，更不是人类的主宰。我们需要借助机器的算力获得进化，机器也需要借助人脑的适应性和容错性获得进化，机器会以人类的合作方出现，和人类协同进化。

感觉的延伸与替代

6500万年前墨西哥尤卡坦半岛的小卫星撞击地球而导致75%的物种灭绝，特别是爬行动物之王——恐龙灭绝，此后，哺乳动物得以发展进化。与不同食物和环境的接触使哺乳动物的牙齿结构变得多样化，实现快速繁衍。哺乳动物脑边缘系统在演变过程中逐渐进化出大脑皮层。大脑皮层的进化成就了人类得以主宰世界。从这个脉络来看，我们的进化方向很清楚，那就是从大脑皮层再进化出数字化第三层，也就是第三层大脑——脑机接口。

除了技术加速角度和大脑皮层进化的角度，从凯文·凯利（Kevin Kelly）在《失控》一书中提到的认知唤醒的角度，也能对脑机接口的方向，有个很清楚的认识。凯文·凯利认为，人类前三次的认知唤醒，分别是：哥白尼的日心说，颠覆了人类一直认为的宇宙星辰都是绕着地球转的根深蒂固的观点；达尔文的进化论，颠覆了人类长久以来，都觉得人是神造的亘古不变的真理；弗洛伊德的自我意识论，把人类的自我意识从神坛上面拉下来，人类原本认为自己做的每一个决定，都来源于我们自己，而其实人类的大脑是很多不同意识的综合体。

而第四次认知唤醒，就是把人类跟机器的链接给打通：人机一体，AI 与人类意识结合，可以在云端进行 AI 计算，再把信息送回人脑，就像人类日常并不知道自己的大脑哪块区域负责哪个功能一样，以后的拥有 AI 芯片嵌入大脑的人类也不知道哪条信息是芯片处理的，哪条信息是人脑自己处理的。人们所能知道的，就是自己的大脑得到了无与伦比的升级。

了解了这个大方向，我们再来看看一些具体的影响。在未来，脑机接口将会彻底影响人类的沟通方式，甚至会影响每个人的生活方式。

比如，我们的大脑皮层（管理我们思考和理性的部分），和我们的边缘系统（管理我们的本能与欲望的部分），"双方"经常会就"什么是对我们好的"这个问题起争执。正如前文中提到的，边缘系统会让我们对甜食缺乏抵抗力，让我们可能对巧克力"爱不释口"。甜食经常伴随着高热量，边缘系统觉得人类需要高热量食物来应对大自然和环境的剧烈变化。但边缘系统常常会搞错，因为它们总会认为我们还生活在五万年前的部落里面，虽然人类已经进化到大脑皮层唱主角的阶段，但古老的边缘系统并没有因此而退出舞台。其他的诸如性爱、药物、酒精对我们的刺激作用也是类似的边缘系统机制。

之前我们提到过莫兰瑟夫（Moran Cerf）的"感觉分离"的概念，就是指脑机接口在未来可以很好地解决上述矛盾。比如我们可以给边缘系统传送很多关于巧克力等甜食的相关数据和算法，通过脑机接口的刺激，人类就不单可以体验到吃甜食的快感，同时又不需要担心因为吃大量甜食所带来的高热量和对身体的不良影响。同样的道理，人们可以体验到性爱的愉悦，开怀畅饮的快感，某些神经药物的刺激，但并不需要直接去真正体验它们，不必为大量体验这些美好的感觉，而产生负罪感。这不仅可以保持身体健康，又可以刺激到大脑产生愉快感觉的神经区域，从而大大改善人类的生活品质。

再比如，脑机接口可以帮助我们体验不一样的感官，比如皮皮虾有 16 种视觉感受器，而人类只有三种。为了让人类拥有与皮皮虾一样的视觉体验，一个可行的办法就是绕过人类的视觉感受器，把负载着各种颜色信息的数据，输入人类的视觉皮层，从而产生更加丰富的色彩体验。听觉、嗅觉也类似，我们可以通过给大脑输入嗅觉数据，来体验宠物狗灵敏的嗅觉系统。

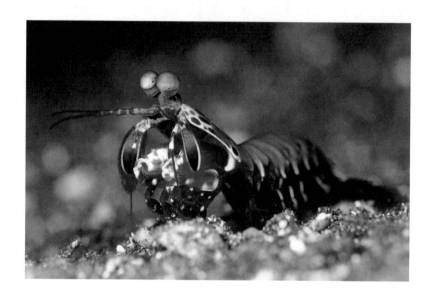

未来3到5年，脑机接口技术中有可能出现的突破，应该就是在大脑皮层特别是在大脑的运动皮层、感知皮层、视觉皮层以及听觉皮层实现脑机接口的接入。比如我们之前也陆陆续续提到通过运动皮层的脑机接口植入，来实现机械臂控制，同时也收到机械臂的反馈来刺激感知皮层，以此来治疗截瘫。通过脑机接口实现大脑皮层与四肢的链接。

还可以想象这样一个场景，通过听觉皮层的刺激，可以让我们听到低于20赫兹、高于2万赫兹的超出人耳所能听到的频段的声波。以后我们还能跟其他动物，比如蜜蜂、蛇一样，看到紫外光谱或者红外光谱。这些相关的畅想，都可以在不久的未来实现。

接下来我们再进一步思考这个问题。我们可以直接把脑机接口接入大脑皮层底下的脑结构，比如说海马体、下丘体。那样的话，我们就可以通过脑机接口电信号，来调控第五章提到的各类神经递质从而治疗抑郁症、焦虑症。通过海马体，我们也可以做短期记忆的恢复，可以增强记忆，储存记忆，改变记忆，提高学习效率。

畅销书作家Ramez Naam把脑机接口对于人类学习的帮助分为四层，每一层都需要更高级的脑机接口。

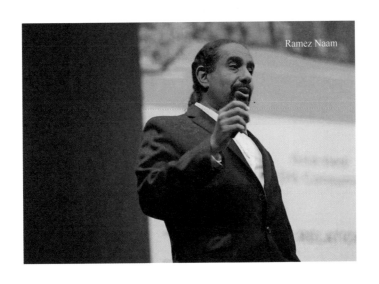

第一层：大脑从云端下载知识点（比如某些事实性知识），与我们现在在百度进行的搜索没有什么两样，只是我们不需要打字，而是直接把知识通过脑机接口放到我们的脑区，之后再通过阅读，把知识点慢慢消化。

第二层：大脑从云端下载知识点，但不需要阅读，而是一下就记住了，有点"昨日重现"的感觉，一下子就捡起一大块知识。

第三层：大脑和云端融为一体，任何时候当我们需要一个知识点时，这个知识点就会直接蹦出来，相当于大脑就是整个云端，不需要下载。

第四层：大脑不单单与云端一体化，而且还能理解吸收，并提取里面的任何信息来为我所用。比如看《红楼梦》，虽然在第三层中我们已经做到不需要阅读这本书，就让书的内容存在于脑海里了。但在第四层，我们还可以在跟朋友沟通交谈的时候，突然引用《红楼梦》中的一些诗词、一些哲理、一些事实

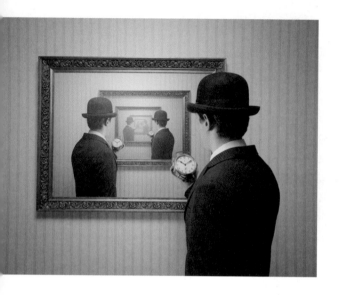

来支持自己观点，相当于这些知识之间已经建立了某些潜在的、系统的链接，成为我们自己的知识"武器"，而不仅仅是简单的知识点。我们可以用这个"武器"来写作，来聊天，可以对相关的知识信手拈来。

脑机接口无疑会让人类学习的速度大幅加快，那么人的成长路径会是什么样的呢？比如人为什么要有童年。研究发现，总体来说，越是智力高的物种，未成年期就会越长。原因是，童年的主要目的是学习，而儿童要学习的东西实在是太多了。如果我们在儿童期要学习的东西，能够通过脑机接口这样的技术快速传递，那么在未来，人类未成年期是否有可能大幅缩短呢？青壮年期会提早到来，人的可劳作时间大幅增加，这对人类社会来说意味着什么呢？人类社会的迭代速度，是否也会遵循类似计算机一样的某些规律呢？所以，可能脑机接口的意义就在于，人类社会有史以来，从来没有面对过这样的知识传播速度。它将会给未来人类社会带来巨变，它可能会彻底改变人类进化迭代的时间单位。至于具体会发展成什么样，现在我们当然还说不清楚。但是，我们知道的是，在脑机接口技术广泛应用的未来，一切都会发生天翻地覆的变化。

所以在不远的未来，如果我们可以通过大脑，而不是通过语言来进行信息的交流，那么我们的沟通速度就有可能跨越奇点而进入快车道，达到指数级的增长。

脑机接口的应用如此之广阔，自然而然它也预示着无与伦比的、颠覆性的市场机会，脑机接口对社会影响的深度和广度，比当前的移动互联网所带来的影响只会更强，不会更弱。因为它影响的是人与人之间交流的最基本方式：通过脑电波或者其他比如近红外方式的交流，来代替语言的交流。所以相应的，它创造的市场机会也将是无穷尽的。移动互联网把人与人之间交流的距离从千里之外变成了咫尺之遥，而脑机接口则会把人与人之间的交流从咫尺之遥，变成完全零距离。

脑机接口的变革是典型范式转移的范例。托马斯库恩在《科学革命的结构》（*The Structure of Scientific Revolutions*）里面提到，在范式转移中，技术的基本概念和科学原理都发生了根本性的变化。范式转移是科学革命，而普通科学只是在一个普遍认同的框架里所做的推动工作。如果四十年后你认识的每个人的脑袋里都装有电子设备，这将是因为一种范式转移而导致的相关行业的一场根本变革。

所以，改写技术和科学生态的范式转移，必然会产生超级企业，苹果公司因为发明了 iPhone 而改变了智能操作终端的产业，改变了人类交流的最基本日常，那么它必然是万亿产值的企业，而且也是全球第一个成功进入这个门槛的公司，截至 2021 年 9 月苹果公司市值已经达到 2.5 万亿美元。亚马逊改变了电子商务和云服务，把美国的很多大百货和大零售商挤到了生存的边缘，只有沃尔玛等少数特例"幸存者"，相应的，亚马逊的市值也达到了 1.5 万亿美元。显然，去除通货膨胀的因素，万亿美元市值的超级企业，只有依靠在新领域的拓展才可能实现："实"的比如实现人类生存方式的转变，如太空移民、拓展火星等地外资源；"虚"的比如实现人类之间更加不一样的沟通方式，就像从 20 世纪 90 年代中期互联网引爆的市场机会直到现在还在延续一样。未来，这一范式转移必然是脑机互联。

未来，如果有真正意义上的脑机接口问世的话，必然意味着大部分的职业、行业可能都会发生巨变。正如著名的脑机科学家米格尔·尼科莱利斯（Miguel Nicolelis）在他的《脑机穿越》（*Beyond Boundaries*）这本书中所描述的，脑机接口的应用并不只局限在医疗康复领域，还能让我们进入祖先的记忆库，下载他们的思想，通过他们最私密的感情和最生动的记忆，创造一次你们原本永远都不可能经历的邂逅。

到这里，我们已经有了很多畅想，为了更深刻地理解未来脑机接口的一个应用，我们来尝试举一个更具体的例子，一个具体概念——元宇宙（Metaverse）。

什么是元宇宙

元宇宙（Metaverse）概念起源于科幻小说，指向互联网的"终极形态"。Metaverse 一词来源于作家尼尔·斯蒂芬森（Neal Stephenson）的科幻小说《雪崩》，描述了一个人们以虚拟形象在三维空间中与各种软件进行交互的世界。

概念上，Metaverse 一词由 Meta 和 Verse 组成，Meta 表示超越，Verse 代表宇宙（Universe），合起来通常表示"超越宇宙"的概念：一个平行于现实世界而运行的人造空间。回顾互联网发展历程，从 PC 局域网到移动互联网，互联网使用的沉浸感逐步提升，虚拟与现实之间的距离也在逐渐缩小。在此趋势下，元宇宙或者说互联网的"终极形态"所带来的沉浸感、参与度都将达到峰值。从技术角度，在传统互联网的基础上，元宇宙在沉浸感、参与度、永续性等多方面提出了更高的要求，因此将会运用许多独立工具、平台、基础设施、协议等来支持其运行。随着 AR、VR、5G、云计算等技术成熟度的提升，元宇宙有望逐步从概念走向现实。

其实元宇宙在各种各样的影视作品里已经有过很多的描述。比如美剧《西部世界》（Westworld），剧中就描绘了一个虚拟的生活场景，用户可以付一定的酬金，用一个虚拟身份去体验不同的人生，与其中的仿生人深度互动。再比如《头号玩家》（Ready Player One），是前几年的很火的一个科幻美国电影。影片的男主角是生活在美国俄亥俄州一个残破的工业园区里的一名少年，但是当他戴上 VR 设备之后，他就可以在虚拟世界里，扮演英雄角色，可以拥有专属于他的虚拟生活，演绎非常精彩的属于他自己的故事。总之，关于虚拟世界的生活场景已经被描绘了很多。

我们可以把元宇宙理解成为一个具象化的互联网，在元宇宙里，有各种各样的内容，就像我们登录网站一样。我们可以在互联网做各种各样的事情，可以购物、社交、玩游戏、看电影，元宇宙是一个更加具象化的 3D 世界。它更加逼真地反映了我们想要的那个场景，是基于三维空间的一个映射。

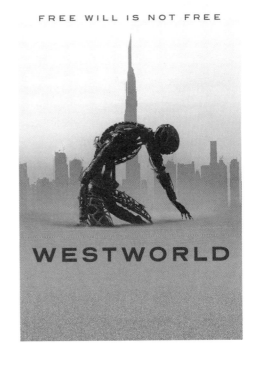

　　所以在这种情况下，我们就可以体验到互联网 2D 场景里面不可能体验得到的经历，就像前面提到的跳舞和健身，等等。而且交互过程会更加自然，比如我们在开会的时候，特别是远程会议中，就不需要再对着手机或电脑，我们可以很真实地感觉到对方就坐在我们的身边。2020 年疫情以来，人们已经慢慢习惯了远程办公，用 Zoom 或者腾讯会议来进行视频沟通。但是大家会发现，当我们在用这些会议软件沟通的时候，其实还是对着电脑在说话，它是一个平面的、呆板的、没有多大肢体动作的沟通。如果以后我们可以在元宇宙中进行沉浸式的会议沟通，那么在情感纽带的加强，和真实感的提升方面，无疑是一个巨大的进步。所以 2021 年 9 月份，扎克伯格也在 CBS 进行了人类有史

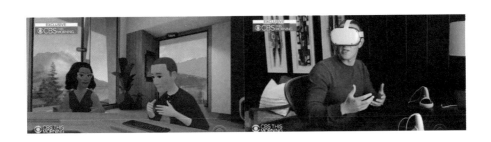

以来第一次VR沉浸式采访，为未来几年元宇宙情景的打造，提供了一个非常好的范例。

基于此，我们可以有丰富的畅想并且在虚拟世界实现它。比如可以在虚拟世界中共同创建内容。我们可以在虚拟世界一起去海岛，或者去某处名胜古迹旅行等，从而创建属于彼此共同的经历。我们还可以一起生产虚拟的商品、一起共享虚拟的空间、一起设计衣服或虚拟的艺术作品等。这些虚拟的物品将会创造一个非常巨大的经济机会，比如2021年很火的一款网上虚拟艺术品的拍卖，就已经创造了虚拟拍卖的历史。

在元宇宙中，人与人之间的距离也会更加扁平化。之前我们的一些兴趣爱好的发展很有可能受生活环境的影响，因为每个地区的文化不一样，比如生活在A地方可能就更加擅长于踢足球，生活在B地方可能就更擅长于打羽毛球。但是，在未来我们的兴趣爱好就不会被我们所生活的物理空间所限制，我们可以在元宇宙中寻找志同道合的小伙伴。比如游戏的伙伴、编程的伙伴、冲浪的伙伴。

我们也不会再因为地域而被客观隔离。一个很好的例子就是美国的邮编社会隔离。所谓的邮编社会隔离，是指在美国通过家庭地址的邮编，就可以知道这个人生活的区域到底是什么样的情况，是哪个人种聚居的区域，是贫穷的还是富裕的。邮编造成的刻板印象，在人与人之间设置了一个无形的藩篱。未来因为有元宇宙，人与人之间的距离更加扁平化，不会因为这些无谓的标签而被歧视，而这正是我们所需要的。

随着AR、VR设备的更加完善，预测越来越多的人会把他的在线时长从互联网转移到元宇宙上。因为元宇宙特别是在VR等设备的辅助下，能令人拥有更具沉浸感的线上体验。最近一个很火的例子就是游戏《堡垒之夜》。《堡垒之夜》举办了一场线上虚拟演唱会，吸引了1230万的观众，刷新了该游戏史上最多玩家同时在线的音乐Live成绩，也标志着元宇宙的在线体验慢慢进入人们的视野。

2021年3月在纽交所上市的元宇宙概念股Roblox引爆了元宇宙的一波新

发展，当年 Roblox 第一季度日活跃用户数已达到 4210 万。

　　Roblox 是目前公认的比较接近元宇宙概念的平台，Roblox 既是在线游戏创作社区，也是社交游戏平台，用户可以在游戏中聊天互动。Roblox 向游戏创作者提供制作工具，让用户在这个平台上创造游戏。Roblox 的收入主要来自于付费游戏和游戏内的虚拟商品。

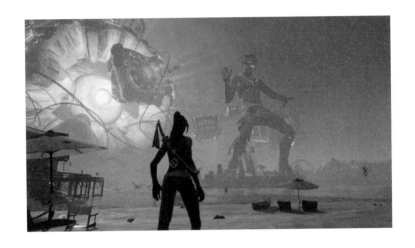

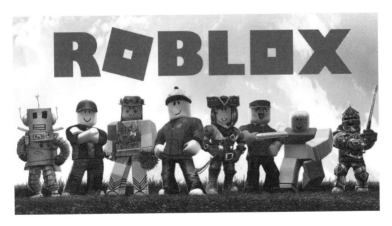

　　但对比元宇宙的三个核心特征：持续演进、永远在线、完全闭环的经济系统以及它的互通性，Roblox 目前还只能算是初级的元宇宙。

　　永远在线是指元宇宙提供了大量模拟现实世界的场景，能够让你把生活的更多部分纳入其中，包括工作、娱乐、社交，等等。而目前Roblox只满足了用户部分娱乐、社交的需求，距离囊括一切真实世界里的"人、事、物"还有一段距离。Roblox仅仅打通了内容生产－消费这个闭环经济系统，也就是实现了创作者经济（Creator Economy）。但创作者经济只是整个经济体系的一小部分，元宇宙应该容纳更加多元化的经济形态。未来，电商、心理咨询、健身等场景，也可能将被纳入元宇宙生态里。互通性是指，在元宇宙里，各种协议和格式是可以兼容的，且不同平台和系统之间能够互通。但是，Roblox目前只是单一的平台和系统，没有容纳更多的外部系统。

元宇宙未来发展：有可能起于社交，终于数字永生。社交是用户的核心需求之一。2020—2021年的新冠疫情也加速了虚拟社交的发展，Facebook Oculus（是一款虚拟现实头戴式显示设备）一度卖断货。很多新兴的VR社交空间也大火，比如VRChat：可以创建"房间"，并且可以通过虚构角色彼此交流，玩夺旗、抢银行等小游戏；可以通过软件开发工具包，开发出自己专属的角色模型；有的玩家甚至还通过外接的VR设备，在VRChat里展示太空漫步，跳钢管舞。

元宇宙未来经过充分发展，终极目标也许能让人们摆脱肉身，与机器合一，最终实现"永远在线"的状态。这就需要脑机接口、AR、VR、AI等技术发展到高度成熟并且能够交互协作的程度。

元宇宙背后发展的一个逻辑就是用户在线时长的不断提升。比如以前我们在PC时代，每天接触设备时长大约5个小时，并且当时还是拨号上网的方式，也限制了在线的时长。接下来在移动互联网时代，每天接触设备时长大约是8个小时，因为这个时候有Wi-Fi，而且还有各种各样的流量套餐，大大提升了在线的时长。接下来在元宇宙时代，在线时长就会大大高于8个小时，甚至有可能虚拟与现实的经历是融合在一起的。在脑机接口接下来的一个发展阶段，比如实现意识上传，那个时候肉体与物理的时间限制就会消失，人与机器合为一体，最终在线时长将会达到无限。

新事物的出现总是会受到嘲笑：1995 年，比尔·盖茨在一档脱口秀节目上聊到尚处在"婴儿时期"的互联网，对于互联网能用来做什么，他也只能解释个大概："人们可以自由发布信息，每个人都可以有一个属于他的主页，那里有各种公司的信息，还有最新的资讯，未来将发生的事情太疯狂了……那真是一个'Big new thing'。"但当时的主持人反驳，他们已经有收音机，也能订阅杂志，为什么还需要"互联网"去替代生活中已有的东西时，现场的观众摆脱不了"当下即最好"的默认思维，都讥笑比尔·盖茨，后者作为一个宅男招架不住，只好陪着尴笑。

元宇宙，或者说从元宇宙发展的初级 AR、VR 阶段到最终的脑机接口阶段，也会受到类似的诘问，但这项技术的进化趋势是不可避免的。

所以如果你因为科技发展而感到恐慌，不如换一个思路，先承认它必然会到来，然后主动调整伦理框架，让伦理边界也能同步进化。既然过去伦理总是走在技术的后面，那现在，我们要做的就是前置这种思考。下面，我们来聊聊伦理。

脑机接口的伦理

人们可能会有这样的疑问，脑机接口，会让人类失去自我，失去自由吗？未来会有人用脑机接口来操控我们的大脑吗？所以我们来聊聊脑机接口的伦理与道德问题。

赫拉利在他前两年的新书《今日简史》21 *Lessons for the* 21st *Century* 中曾经向我们描述了在 AI 算法快速发展的时代，人们的社会结构可能会发生多么剧烈的变化。比如，在过去的几千年里，人们总是信奉权威，无论是西方所尊奉的神的权威，还是中

#1 *NEW YORK TIMES BESTSELLING*
AUTHOR OF SAPIENS

Yuval Noah
Harari

21 Lessons
for the
21st Century

国历史上的君主的权威。只是到了最近几百年，人们才开始信奉自由主义和人文主义，权威从神和君主，变成了活生生的人。当前，人们觉得自己无论做出什么决定，都是自己在把控，自己对自己的命运和行为负责。人们不用再信任什么"君权神授"了，人们可以参与投票选举总统，对国家的走向投出庄严的一票，感觉到自己是国家的主人；同时，人们也不用再包办婚姻，可以自由恋爱了，选择自己喜欢的伴侣，感觉到爱和幸福，人们对自己的感受拥有了100％的支配权。

但其实，这都只不过是上百亿个神经元计算的结果罢了，显然人们的意识还不能快速理解这些计算的结果。所以我们可以暂且把它认为是"感受"，是自我决定，而不是计算。感受可以帮助我们选择专业，选择配偶结婚，选举总统，所以我们大概可以骄傲地宣称，我们是自由的，自由主义无可争议。

但一切的前提是，到目前为止，一直没有任何算法可以侵入我们的脑部，影响我们的决定。未来，随着相关算法的出现以及快速迭代，以至于算法在"硬件上"的延伸——通过电极读取我们的大脑数据，甚至干涉我们神经元的计算，最终算法将影响我们的决定、控制我们的感受。那么，到那个时候自由主义还经得起推敲吗？

那时，算法就会再次成为权威，而使人成为算法的奴隶。人类社会很有可能又会从人文主义发展到赫拉利笔下的算法权威主义的时代。而这一切，脑机接口作为关键性技术，无疑就是始作俑者。因为在没有脑机接口之前，算法只存在于AI之中，AI与人类至少是泾渭分明，井水不犯河水的，但当脑机接口这个桥梁出现时，人类和AI变成了你中有我，我中有你。那个时候，算法，才是真正侵入了人类，而可能导致算法权威主义的到来。

除了大思想环境的影响，从具体的方面来讲，因为脑机接口的介入，也会带来人类在伦理和道德上的一些新的挑战。

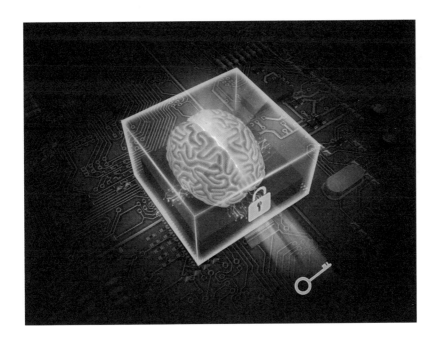

第一个点也大概是最重要的点，那就是隐私和知情权。

最受大众关注的问题之一就是——一个人怎么样保护自己的神经数据（比如脑电数据）不被商业利用？

在互联网社交网络数据方面，数据隐私已经慢慢成为被提上台面的大问题，比如Facebook（现更名为Meta）的数据泄露导致扎克伯格在美国国会对簿公堂。

比如数据隐私的立法启动，作为全球关于数据隐私最早的立法，欧盟的"通用数据保护条例"（General Data Protection Regulation，GDPR），规定了用户的数据，必须可以随时被他们自己查看、修改和删除；公司在收集用户数据之前必须与用户签一个协议，等等。这个规范从2018年5月25日开始执行，如果发现任何公司违规，必须重罚。要么交 2000 万欧元的罚款，要么交出4% 的营业额。扎克伯格的公司2017年的营业额是400亿美元，那么罚款数额就是高达16亿美元的天文数字。所以，随着神经科学和脑机接口的发展，神经数据的相关立法也会慢慢启动。

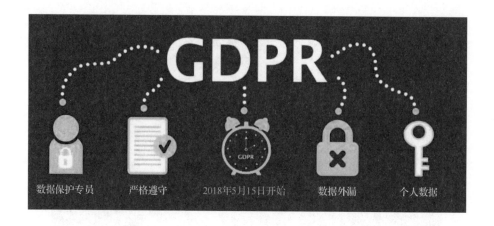

另外一方面，除了商业隐私，脑机接口在未来的广泛应用，也有可能让这些数据被黑客侵入，比如阿拉巴马大学的研究发现：黑客侵入脑机接口可能会增加成功猜测密码的几率，从最初的 1/10 万的概率增加到 1/20；普通6个字母密码的成功猜测次数也可以从约50万次，减少到约500次。

当然，保护隐私权是一个很大的话题，我们可以用去中心化的技术手段来处理神经数据，比如区块链技术可以把神经数据，分布在区块的每一个模块里面，从而降低由于中心化存储，导致数据过于集中而容易遭黑客入侵。

第二个点就是所谓的人的主观能动性（Agency）与个人同一性（Integrity）。

对大脑进行了数据输入和刺激，就会导致"自我"意识模糊，从而模糊了法律意义上的自我和个人责任的问题。比如某个人由于大脑数据的输入，做出某些不当的行为，那我们应该如何分辨并认定这是脑机算法的责任，还是我们自己的责任？

同时，因为神经技术的发展，人们可能会获得新的能力，比如可以通过思考而不是像以前一样的实际行动，就能做一件具体的事情。我们可能无法像控制行为那样，充分控制自己的想法，比如我们中的许多人都曾有过难以启齿的负面想法。如果脑机设备探测到了这些想法，并执行了具有伤害性的行为，即使设备使用者自身通常不会这样做，那么这种情况下脑机用户应该负全责吗？比如你很讨厌你的老板，心里默念着 1 万遍：我要杀了他，然后脑机接口探测到了这一信号，执行了操作把老板杀了，这时候应该由谁来负责任？你可能要辩驳，我只是想想，我并没有真的要杀他。

这时候，伦理上的个人同一性（身心的完整权）、主观能动性（自主选择行动的能力），这些能力就都应该成为基本人权，而得到政府的立法保护。

第三个点就是关于"超人增强技术"所引起的立法问题。

我们熟知的很多科技，无论是卫星导航系统 GPS，还是互联网，都是首先在美国军方取得应用，之后走向民用再扩展到全球的。在脑机领域，美国军方也很活跃地在进行研究，关于脑机接口在军事上的运用，美国国防部研究院 DARPA 成立的脑科学计划（Brain Initiative）就是出于这样的目的而成立的。

随着这些军方技术慢慢成熟，它们都会面临来自伦理和国际社会的挑战和争议。另外一个比较典型的例子，是最近几年刚刚发展起来的基因编辑技术，这项技术已经在有些国家被禁止了，同理，基于脑机接口的"超人增强技术"，也会面临着同样的争议和风险。这些技术需要一个过程，才会慢慢在国际上形成共识。比较典型的例子如一战之后，各个国家开始禁止生化武器的扩散，并制定条约进行控制；二战之后，虽然几个超级大国都先后开发出了核武器，但大国们马上就禁止核武器扩散，虽然有些国家会偶尔挑战国际秩序，但总体来说大规模破坏性技术都处在可控范围之内。而"超人增强技术"，也将会在国际秩序中得到调控。

第四个点，随着脑机接口的发展和深入，人类对于这项技术所存在的各种偏见，也需要重新定义。

任何一种变化升级都会导致新的偏见，加重社会问题。其实目前数据和算法的发展，已经给与歧视相关的立法问题带来了新的挑战。比如根据谷歌广告算法的统计，女性没有男性的职位招聘工资高；美国执法机构的一个算法估算出黑人被告会比白人被告更容易二次违法。另外还有一个私人公司

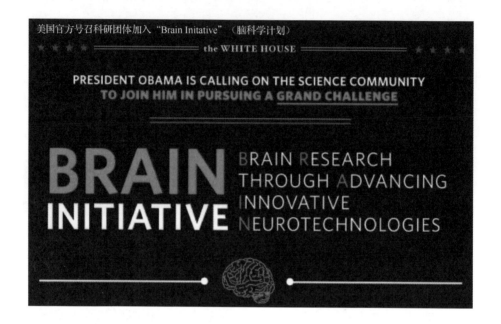

NorthPointe，开发了一种算法，叫 COMPAS，专门用来判断犯人再次犯罪的可能性大小，虽然这个算法没有引入肤色这个特征量，但公司还是被告上法庭，因为算法依据的是历史数据，还是得出了与肤色有关的结论。所以虽然算法主观上并不是为了造成歧视，而且工程师也在刻意避免这些问题，但算法和AI无意中会还原某些历史的真相，从而导致歧视。另外一个例子，比如Facebook 的图像识别系统，因为把一个黑人识别成了大猩猩，引发了轩然大波。而未来脑机算法的引入，必然会不可避免地产生更多的与歧视和偏见有关的话题。

当然，少数派并不总是不好的，一个比较好的对抗歧视的方法，其实就是机器学习中的数据采集，去收集被歧视的少数群体的数据，这对于修正算法是非常有利的，因为它是来自于新维度的数据，所以少数派的特征数据，恰恰是最稀缺的资源。

判断犯人再次犯罪的可能性的软件界面截图

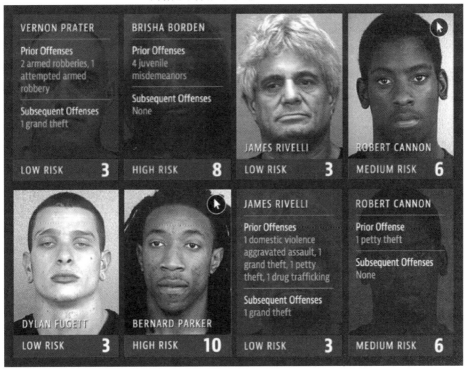

通过介绍这些挑战，我们可能大概有了一些了解。但可能还是有人会问，脑机接口的真正实现可能要在接下来的10年甚至30、50年或更长的时间才会发生，为什么我们现在就要了解脑机接口对伦理和道德的挑战呢？

为了解答这个问题，我们可以聊聊数学上的一个概念，叫"极限思维"，极限思维是什么？极限思维就是为了思考一个具体领域会怎么样发展，我们可以想想这个领域在发展达到极限时，会产生什么社会影响，然后再来反推这个领域目前的影响。

目前的算法和AI技术在未来会对我们的生活产生什么样的影响？比如是否会侵入我们的隐私；是否可能会主宰我们的自由；是否可能会让我们升级为"超人"；会让我们的社会产生怎样的新的偏见。先是通过理解算法和AI技术发展到极致之后出现的高级脑机接口的影响，来回答这几个问题，再根据问题的答案反推回来，我们大约就可以看到，目前初级的AI算法以后可能会对我们的生活和工作，产生什么影响了。

在AI已经慢慢崛起的时代，这些伦理和道德上的挑战，对于当前的我们，同样具有很多借鉴意义。

技术人文主义

在传统的人文主义观点里，人是世界万物的主角，我们以人本位，用人的第一视角，来审视世界的纷繁复杂。而在进化人文主义的观点里，大约七万年前，人类经历了第一次认知革命。7万年前一个小小的基因变异，促使人类开始有了与很多低等动物的本质区别：进化出了大脑皮层并使之与边缘系统分离，这促成了未来人类学会用大脑思考。第一次的认知革命改变了世界，比如创立宗教：基督教、伊斯兰教、佛教在几千年历史上的兴衰迭代极大程度上影响了人类的思想；比如解开原子结构，人类得以解开原子内核并最终发展出了量子力学；再比如登陆月球，随之而来的是开拓太阳系的各个行星甚至开始飞出太阳系——这些全部都归因于第一次伟大的认知革命，大脑皮层得以与边缘系统分离，在最原始的第一层脑结构上面构建了第二层。

在第一小节我们提到，生物进化是在加速的，而技术进化是生物进化的延续，技术进化也在不断加速，而且两者都是无方向性的。成为真正的"超人"可能需要少于百年时间，而真正意义上的脑机接口的出现，则很可能破解人类进化密码，让这一进化过程变得就只需要不到30年时间。未来可以让人类进化成"超人"的三种技术就是脑机接口、基因工程和纳米技术。

所以在不远的未来，进化人文主义会迭代变成技术人文主义，随之而来的，将是第二次认知革命：基于脑机接口的技术人文主义。技术人文主义所引起的未来文化、科技、伦理与社会制度的种种翻天覆地的变革，肯定会比宗教的出现、解开原子结构、登陆月球更加激动人心。

人类拥有第三层大脑的那一天，很快就会到来，让我们一起来倒数、一起来期待。

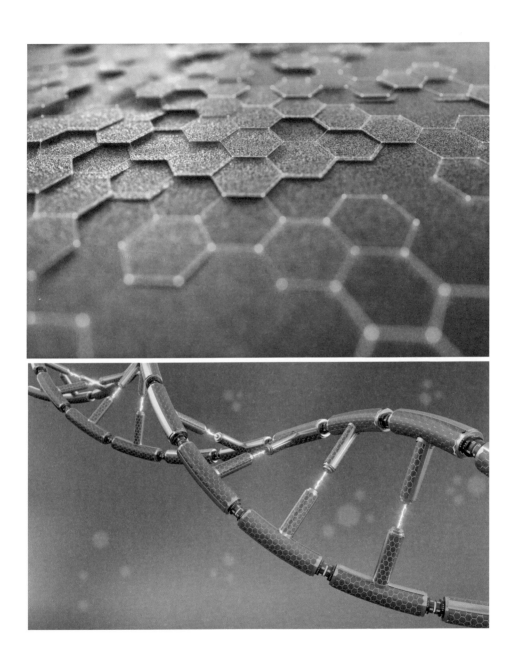

延伸阅读

序言

https://www.history.com/this-day-in-history/challenger-explodes

https://en.wikipedia.org/wiki/The_World_Economy:_Historical_Statistics

https://en.wikipedia.org/wiki/Samuel_Slater

第一章

The Book of Why: The New Science of Cause and Effect by Judea Pearl

Sapiens: A Brief History of Humankind by Yuval Harari

Robotic hand augmentation drives changes in neural body representation, *Science Robotics* 19 May 2021, Vol 6, Issue 54, DOI: 10.1126/scirobotics.abd7935

https://www.youtube.com/watch?v=NdCBruclT-w

https://www.mindmaze.com/

第二章

https://www.braingate.org/

https://waitbutwhy.com/2017/04/neuralink.html

https://www.gartner.com/smarterwithgartner/5-trends-appear-on-the-gartner-hype-cycle-for-emerging-technologies-2019/

https://www.kernel.com/

第三章

Effects of insufficient sleep on circadian rhythmicity and expression amplitude of the human blood transcriptome，*PNAS* 110 E1132-1141(2013)

Andrew Huberman Podcast 2021

Mathew Walker TED 2020

https://www.flexolinktech.com/

https://www.media.mit.edu/projects/sleep–creativity

Real–time dialogue between experimenters and dreamers during REM sleep, *Current Biology*, Volume 31, Issue 7, 12 April 2021, Pages 1417–1427.e6

第四章

https://www.neurometrix.com/

https://en.wikipedia.org/wiki/Autonomic_nervous_system

Coupled electrophysiological, hemodynamic, and cerebrospinal fluid oscillations in human sleep, *Science*, 1 Nov 2019, Vol 366, Issue 6465, pp. 628–631

第五章

http://www.smartcaptech.com/

https://thync.com/

Physiological signals based affective computing: A systematic review, *Acta Automatica Sinica*, 2021, 47(8): 1769 – 1784

Brain‐machine interfaces from motor to mood, *Nature Neuroscience*，volume 22, pages 1554 – 1564 (2019)

Carbon Fiber–based Microelectrodes and Microbiosensors By Dé nes Budai, *Intelligent and Biosensors*, DOI: 10.5772/7158

第六章

https://rameznaam.com/

How advances in neural recording affect data analysis, Ian H Stevenson & Konrad P Kording, Nature Neuroscience volume 14, pages139－142 (2011)

https://www.youtube.com/watch?v=82QmaK4M-uE

https://www.brainscientific.com/

第七章

High-performance brain-to-text communication via handwriting. Nature, 593, 249－254 (2021)

A brain-computer interface that evokes tactile sensations improves robotic arm control, Science, 21 May 2021, Vol 372, Issue 6544, pp. 831-836

第八章

Out of Control by Kevin Kelly

Beyond Boundaries by Miguel Nicolelis

21 *Lessons for the* 21*st Century* by Yuval Harari